医路同行：
乳腺癌患者康复笔记

重生 / 著

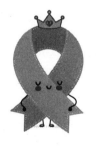

清华大学出版社
北京

版权所有，侵权必究。举报：010-62782969，beiqinquan@tup.tsinghua.edu.cn。

图书在版编目（CIP）数据

医路同行. 乳腺癌患者康复笔记 / 重生著. — 北京：清华大学出版社，2021.2
（2024.3 重印）
ISBN 978-7-302-55824-8

Ⅰ.①医… Ⅱ.①重… Ⅲ.①乳腺癌－康复 Ⅳ.①R730.9

中国版本图书馆CIP数据核字（2020）第107806号

责任编辑： 胡洪涛　王　华
封面设计： 于　芳
责任校对： 赵丽敏
责任印制： 丛怀宇

出版发行： 清华大学出版社
　　　　　网　　　址：https://www.tup.com.cn, https://www.wqxuetang.com
　　　　　地　　　址：北京清华大学学研大厦A座　　邮　　编：100084
　　　　　社 总 机：010-83470000　　　　　　　邮　　购：010-62786544
　　　　　投稿与读者服务：010-62776969, c-service@tup.tsinghua.edu.cn
　　　　　质量反馈：010-62772015, zhiliang@tup.tsinghua.edu.cn
印 装 者： 三河市东方印刷有限公司
经　　销： 全国新华书店
开　　本： 148mm×210mm　　**印　张：** 6.25　　**字　数：** 152千字
版　　次： 2021年2月第1版　　　　　　　**印　次：** 2024年3月第2次印刷
定　　价： 45.00元

产品编号：085801-01

前 言
PREFACE

乳腺癌是女性最常见的恶性肿瘤之一，发病率位居女性恶性肿瘤首位，作为癌症的头号"红颜杀手"，严重危害了女性的身心健康，也夺去了很多患者的生命。同时，最新数据表明，我国乳腺癌 5 年生存率达 83%，这在所有癌症里是比较高的，从某种程度上也给乳腺癌患者一定的信心和希望。

在我国，每年新发病的乳腺癌患者接近 30 万，可以想象，当确诊时，这些患者和家属是如何地震惊和悲伤。殊不知，等待他们的可能是漫长而艰辛的抗癌之路，而他们根本没有任何心理准备，更不知道如何具体地应对。比如，对于患者，如何面对变化、怎么调整心态、如何看医生、如何与癌和平共处等。对于患者家属，如何适应新情况、如何认清自己的角色、如何做心理建设、如何与患者相处以及应对外界等。而这些，正是本书要告诉读者的。全书收录了 10 个"非典型"真实抗癌故事，每个故事的作者是以"过来人"的角色去回顾和复盘诊疗全过程，包括发病前的症状、确诊过程、求医问药、治疗方案的选择、康复治疗、日常生活饮食起居等，以及抗癌路上所走过的弯路、宝贵经验的总结，基本覆盖了乳腺癌患者诊

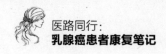

疗中所遇到的所有问题。我们希望，本书能够帮助患者及家属调整心态、正视病患、燃起战胜癌症的信心；传递正确观念，即癌症不可怕，理性面对，遵医嘱，寻求正规渠道治疗，杜绝偏方、"神医"。对刚患病不久的患者及家属有具体到可操作层面的实用性帮助。

癌症是非常复杂的疾病，即使同是乳腺癌，患者之间也会有非常大的差异。所以，本书中各位"过来人"所提到的具体治疗方案只是对个体有用，切记不可照搬。每位患者都应以自己的临床医生医嘱为准。

遭遇乳腺癌是不幸的，而遇上本书在某种程度上是一种幸运。哪怕只有一位乳腺癌患者读了本书而深受鼓舞，积极面对疾病，在治疗上少走了弯路，我们也是由衷地欣慰。

最后，祝愿各位患者早日康复，未来可期。

目 录
CONTENTS

幸与不幸，
都需要有人去承担

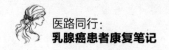
（一）

炎炎夏日，病房里却很凉快。主治大夫走到我身边时我正把头埋在一本书里。他叫我跟他出去一会儿。放下书，我感觉心快堵住了嗓子眼。

护士站旁放着一套中学教室里用的那种桌椅，只是桌子前后都各放着一把椅子。我们在桌子两侧分别坐下，桌面上放着几页印满小字的 A4 纸。接下来要进行的对话，于大夫已经是熟练得不能再熟练了，但于我，是第一次，却不是最后一次。

"检查结果出来了，我还是把结果先直接告诉你。我觉得你比你妈承受能力强……然后你再亲自跟你爸妈说吧。"

在这种场合受到这样的夸奖，我心里仍会感到高兴和自豪。笑容不是假的，从脊柱攀涌而上的寒气也不是假的，体内温度骤降，把呼吸都冻住了。

"你这个很明显，不太好，应该是恶性的，一定要动手术。"

"由于你以前已经做过一次穿刺（活检），我们这边不敢冒险再给你穿（刺）一次，所以还是直接手术把肿瘤拿出来化验比较好。"

"……你很坚强、很乐观，和你爸妈好好说。我会再找你们一起谈的。"

今天想起来，那个场景，一张课桌两张椅子两个人，正式开启了我长达 7 年与癌症相伴的日子。一张纸折成 90 度，那时我正站在对折线上。

7 月的北京正值酷暑，幸而我在医院一住就是一个多月，宽大的病号服我穿得还挺适应，随身带的仅有的两三套衣服也没太用上。之前在广东中山的家中收拾衣物赶赴北京时，我想着几日就回，两三套衣服换着穿也是足够了，却未曾想之后还要快递几大箱衣物和日用品来京，快递费花了不少，真是失算。

其实原本谁都没把事情想得这么复杂，包括中山的超声科大夫。

当时他笑意盈盈地接待了刚从新加坡赶回家的我和我妈，看着我妈一脸担忧和焦虑的神情，宽慰道："还没 21 岁？这么年轻，可能性不大。有些年轻女性会有良性纤维瘤，我们先做个 B 超看看，别太担心。"

他拿起 B 超的探头，在上面涂上透明的耦合剂，神态轻松。可随着 B 超影像的逐渐清晰，大夫越发沉默，我妈急切的追问像打在一座僵硬的石像上，最后只换来一个模棱两可的答案：先做个活检穿刺看看，活检最准确。

我不太愿意回忆第一次穿刺的经历。那是我第一次亲身体验不同医院医疗器械和技术水平差距之大，而这种差距给小城市里的患者带来了怎样巨大的困扰。

那次穿刺，是在无 B 超指引、没打麻醉药的情况下进行的。一共打了四五枪，疼不用说，化验的结果也让人大跌眼镜：穿刺枪取出来的组织细胞大部分都是脂肪和健康的腺体组织，病灶基本没有穿到。

我们都没有明说，但拿到这样的活检报告主治大夫心里一定是一团糟，因为这相当于没有结果。

这次失败的穿刺之后，中山的乳腺科大夫做了一个十分英明的决定，把我介绍给北京的肿瘤医院的医生，让我赴京进行诊断。他把标本和报告交到我妈手里，说："妹子还太年轻，我们要对她负责。现在这个情况在我们这里没法做出最后的诊断，而且手术只能全切，去北京，可能还有别的办法。"

上午得到消息，下午我们一家三口匆忙收拾了几件衣服赶赴机场，晚上我们乘坐的飞机就降落在首都国际机场。

命运的改变总是猝不及防，不容你细细思量，就把你推到风口浪尖上。

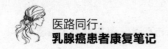

那是 2012 年，当时北京大学肿瘤医院的保乳手术（只需要切除肿块）水平是全国最好的，我也幸运地暂时避免了全切手术会带来的巨大伤口和心理压力。可在"前哨"检查中发现我患侧的腋下淋巴结有转移，所以在局部麻醉（简称局麻）的保乳手术之后，我又做了一次全身麻醉（简称全麻）的腋下淋巴结清扫，导致在很长一段时间里我的右臂在负重后会有点水肿、酸胀，但近年来已经好转很多，瑜伽的大部分动作都能完成了。

手术、化疗、放疗，这些在大家眼里如"恶魔"般让人恐惧的字眼，其实落实到生活中，也就是普通的衣食住行、寻常的喜怒哀乐而已，没那么轻松，却也没那么难。可能很多人觉得化疗中的患者天天想着的都是自己的病情，总哀叹自己的命运、咀嚼自己的痛苦。事实上，我 21 岁时经历的那 9 个月的化疗、放疗，是一段毫无心理负担，甚至还充满了惊喜的日子。

确诊后我做的第一件事就是办理休学。我的母校是新加坡国立大学，制度十分人性化，我发了两个邮件就办妥了全部的休学手续。搞定休学之后我心里忽地轻松了不少，想到有一年的时间可以从压力巨大的学业、乱哄哄的学生活动中解放出来，心里竟然还有点雀跃。我虽然看上去嘻嘻哈哈，骨子里却是一个随遇而安、偏爱独处并能自得其乐的人，这种性格让我的"与癌共存"之路走得比其他一些病友要安逸和坦然。

2012 年的北京没有现在繁华，北京大学肿瘤医院又位于西城的老城区内，生活自然是慢慢悠悠、淳朴闲适的。我在放化疗期间租了一个离医院只需步行 5 分钟的一室一厅，同一小区里住的都是"老北京"，大部分居民都是早就开始享受退休生活的爷爷奶奶。每天早晨我和我妈 7 点多起床，和他们一样去赶早市，在早市的熙熙攘攘中领略着北京小摊贩火爆的脾气。有一回我妈只想买两个土豆，小贩一脸难以置信地白了我们一眼，甩了一句"不卖！"现在这事儿还是我们经常拿出来说的笑料。

当时的 8 个化疗疗程分为两部分，前 4 个疗程是 21 天一个周期，一次输液 4 小时左右，输完人会难受 3～4 天；剩余的疗程输一种叫"紫杉醇"的药物，每周都要输，但我并没有什么不适反应。所以全部 6 个月的化疗疗程，加上去医院输液和看诊的天数，难受的天数也不过 20 多天而已——这个难受还包括了仅仅是稍微有点腹胀、头不晕、脚不软的日子。也有一些病友化疗得很辛苦，整个人消瘦了很多，但同样也有很多像我这样反应不大，并不太难受的患者，所以并不需要提"化疗"而变色。

前 4 个疗程中，每次输液的难受期一过，我就蹦跶着要出门了。北京那时候街边还有很多早餐铺和卖包子、馒头的小店铺，店前常常可以看到我和我妈一大早驻足的身影。家旁边还有一个我们经常光顾的乍看去十分寒碜的小公园，夜晚连路灯都没有，但里边却是一个生机勃勃的"生态圈"：天蒙蒙亮就开始在树林里喊口号做"拍打操"的一群大叔大妈，旁边是自娱自乐装备齐整的太极队伍；广场上活跃着溜冰的孩子们，周围的台阶上坐着大叔大爷们，仔细欣赏着这一场无须正装出席的盛会；顺着小道一字排开的古玩小摊和周围居民自己摆的旧物小摊，停下仔细挑选和讨价还价的人可不在少数，并不宽敞的小路常被挤得水泄不通；树荫下的石桌旁围着一圈圈的北京大爷，坐着的下棋，站着的转核桃，时不时给执子的支个招，一旁拎着鸟笼溜达的偶尔也会凑上前去，看上那么一两招。

我和我妈经常早晨去跟着做"拍打操"，下午会步行一个多小时去超市买点食物和用品，晚上在没有路灯却歌舞升平的广场跟跳广场舞。时不时我们在北京各景点转转。2012 年是手机 App 还在开拓垦荒的时候，是人人网和电脑版微博占据市场的时候，是微信才刚刚冒出个小头正鼓励大家注册账号的时候，信息资讯比现在少，网上互相点赞的朋友比现在少，

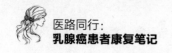

才华横溢的文字工作者还在苦恼怎么赚钱，新奇有趣的短视频还没诞生。生活看上去很单调，却更有味道。

我喜欢在没有路灯一片漆黑的小公园里，抬头看靛蓝色的天空上自由闪耀的繁星；喜欢在冬天结了冰的河面上，小心翼翼地踩上第一个脚印；喜欢在热热闹闹的早市和超市里，仔细斟酌着今天要尝试的食谱；喜欢在看书看累了之后，与老妈出门散步、谈心……

倒是生病这个事，仅仅是在必要的时候才会想起。

2018年我开始写公众号"筱慢的游乐场"后，有不少病友问我到底该怎么度过漫长而痛苦的治疗期，我不知道该怎么回答，因为对于我个人而言，治疗不漫长也并不十分痛苦，但如果硬要回答，我可能会用"学会找乐子"这个答案吧。

之前我在给新阳光基金会的稿件里写到，"治病不代表生活的终止，而是另一种与众不同生活的开始，把注意力从治病转移到如何把生活过得更好，就能找到另一种乐趣"。现在看这句话，我觉得自己真正想说的其实就是"找点乐子吧"。

生病的确是一件大事，但这件大事和高考考砸了、突然失业了、被另一半劈腿了或投资失败了……没有什么根本上的区别。事情发生了，痛哭沮丧过了，生活改变了，人仍然要学会在新形式的生活里活下去，并且在新生活的诸多限制下尽量找出新乐子。

人生远不止一种活法。如果我一直固守着"大学里我学的可是最洋气的街舞，现在却和一群大妈在一起跳广场舞做拍手操，太丢人了！"这种偏见，可想而知我的化疗过程会怎样的生不如死、愤恨难平。抛开过去生活中的固定思维模式，以一个全新的视角认识世界，尝试过去不会尝试的新鲜事物，你会发现，嗯……广场舞也挺有意思的。

这个世界为所有不同背景、不同境遇的人都预备了惊喜的盒子，只是看你想不想打开它们。

<h1 style="text-align:center">（二）</h1>

不过这样的心态在较封闭的治疗期还算是容易培养的，对我来说，真正的挑战是在完成治疗之后。

2013 年 5 月，我完成乳腺癌的第一次治疗流程，回校读大三。关于回校后的经历，我本来想重新写一段，但仔细看过后，觉得这段在公众号上写过的文字已经非常准确地描写出了我当时的状态：

……和朋友们阔别一年多后再次回归，我感受到了巨大的心理落差：所有人都在快速地改变和成长，只有我还停留在原地。朋友们的表现时时刻刻提醒着我，他们已经准备好了迎接实习、工作、完善自己和走入社会，可当时的我还顶着一头刚长出寸毛的小平头，因为激素而长胖的"激素脸"也还没消肿，因为一年的缺课而对所有实习项目都缺乏信心。校园里大家朝气蓬勃、充满干劲的氛围像一只手推着我、拉着我，叫我赶快跟上步伐，可我却觉得自己无论怎么做，都和他们相形见绌。

我不想掉队，依旧努力地朝着大部分统计学学生的目标奋斗：金融机构、银行和咨询公司等，我在努力地回归以前的生活，但时时感到力不从心。

每天都要按时吃药，每个月都要去医院打针，每 3 个月要去见一次化疗医生，每半年要去见外科医生，每年要做的抽血化验、B 超、CT 和 MRI[①] 检查数也数不清……这些日子都需要我好好记住，好好规划，连外出旅游、面试和聚会通通都要为了这些"重要的日子"让道。当我为熬夜

---

① CT: computed tomography, 电子计算机断层扫描。MRI: magnetic resonance imaging, 磁共振成像。

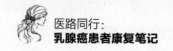

感到内疚，当我不再通宵去夜店、KTV，当我在每次复查前感到克制不住的紧张，当我在寻找实习机会和学业中面临压力的同时，需要再应对"压力太大是不是对身体不好"的焦虑时，我才发现，无论我再怎么努力回归，生活都不再和"普通年轻人"一样了。

这是我整个"与癌同行"经历中最黑暗的一段时光。当时的抑郁和焦虑源于旧的自我认知已经崩塌，可我却还拒不承认，拼命拉紧过去的衣角，欺骗自己这件千疮百孔的衣服还是最完美无缺的选择。

当然，为之奋斗了 20 年的人生规划，一夜之间摇摇欲坠，换做谁都无法接受。也许是为了让我及时认清自己，命运的一桶冰水很快又再一次从天而降。

2014 年 6 月，在新加坡的例行复查中，B 超和钼靶检查结果显示我原来的伤口附近又出现了两个很小的肿块，后来做了个活检，确诊复发了。此时距我完成上一次治疗，还不到两年。

说不崩溃，那是假的。拿到报告单后我心里不断地质问命运：我并没有要求长命百岁，但为什么给我的健康时间这么短！

我的确向命运祈求过多几年的健康时间。生病之后，自然而然的、无意识的，我会对一些以前认为虚无缥缈的超现实理论产生兴趣和好感，对哲学、宗教和信仰的领域会多一份敬畏。走入佛寺的时候我会学着其他人那样双手合十，在佛前一遍遍默念自己的心愿：佛啊，我不贪心，只要再多几年，让我去完成一些我还没能做完的事就可以了！事实证明，再坚定的无神论者，面对死亡近距离的凝视前，都会摇着白旗投降，这是生物求生的本能。

那次复发程度不重，不需要做化疗，做完手术就完事了。手术前医生征求我的意见，要单侧切除还是预防性双侧切除，我最后选择了双侧，仅仅是因为嫌麻烦，况且做乳房再造也能做得更对称嘛。

人总会在生命的某一刻，突然下定了放开一切的决心，甩开所有从前的负累和忧虑，不回头地向前走。我愿意相信这是人在冥冥中得到的命运的暗示，曾经缘分的相遇、交织，经历的绝望、痛苦，都是牵引，到了岔路口，人便能恍然明白命运如此安排的意义，而身边某一条小路就是你人生的归途。

我在熙熙攘攘的大道上已经走了太久，刚起步时是奔向前方虚无缥缈的光，后来就仅剩被人群推搡的迷茫。光从遥远的天边照射过来，只能透过层层叠叠的人海投射到我的眼里，目之所及都是人的躯体。可人群总会被分流，或早或晚，人会惊觉自己被推搡到大道的边缘，一边是闷热、拥挤、灰暗的人墙，一边是一条就在脚边的孤独小路。每个人都需要一个契机做出选择。

复发这件事，对于我来说就是这样一个契机。命运的手推了我一把，我一个踉跄踏上了旁边的小路，前方没有了聒噪的人潮，我第一次能直接看到远处的光以及自己要去的方向。

之后，很明显的，许多原本的世俗观念突然就在我心里淡漠了。很多人说"生病以后才知道自己真正在乎的是什么"，这话也对也不对。自己真正在乎什么，并不是生病以后就能知道的。一次死里逃生能给人以震撼和经验，但等死亡的阴影散去，大部分人还是会选择回到原本的老路上，毕竟让人放弃几十年的积淀和坚持，让以往付出的一切都凋亡，一次死神的咆哮还没有这个威力。我也不例外，所以真正让我看清楚自己的，不是第一次生病，而是后来的复发。

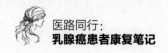
（三）

第二次与死神相遇让死亡变成了一个具体的存在，变成一个有分量、可感知、不能再以"你一定可以""肯定没问题""治好就行了"这类"鸡汤"掩盖的真相。以前死亡是我身后的影子，现在死亡就是我本身。

我无法忽视它，忽视它就是忽视我自己。所以我开始学会正视它、面对它。每个人都知道自己终有一死，只是大家都心存侥幸：肯定不是近期。而第二次面对死亡之后，没变的是我仍然知道自己终有一死，但有可能是近期。

当死神的号角声融化在肌肤骨血里时，就像是在生命里倒入了一瓶消毒液，刺鼻、辛辣，却能将杂质清除干净。回校后我果断放弃了原先的职业规划——统计和金融，我不喜欢也从不擅长，而是回到了最能让我舒服的领域——文科，做了一名对外汉语教师。并不是说我在文科方面多有才能，我只是希望把自己两次从死神手里偷来的时间，用在心甘情愿的地方。

前途发展、赚钱、物质、社会地位以及他人的期待……这些因素在我做决定时，完全不予考虑。我想的只是，做一个自己比较感兴趣的事，能养活自己，同时给自己留有体验生活和实现自我的时间。

直到现在我的想法仍没有太大改变，体验和实现自我对于我来说仍然是生活里最重要的事。生病之后我也像很多其他病友一样，思考过活着的意义，既然人生要经历这么多痛苦，那我们为什么还要活着？既然人生皆虚妄，人类渺小得如沧海一粟，那我们为何还要在绝望中挣扎、浮沉？

我不能说我想明白了这个问题，可能也没人能说他们真的想明白了。但对于我个人，无论命运里有多少苦，我仍贪恋那些在痛苦中偶得的微小如火柴光芒般的温暖与善意，对漂浮在一大片苦海中的一个个新奇岛屿充满了好奇。生命的诞生对于个人而言没什么目的，也求不得什么答案，人能真实了解的，只有自己的肉体、精神在与世界碰撞时产生的个人体验，这是我们化成这具脆弱的肉身，在这个世界上走一遭能获得的唯一真实。

如果命运阻挡了我们去追求以社会、集体或人类族群为主流人群设下的人生目标，那可能正是在提醒我们反思，到底什么才是活着的本质？

工作后，我开始了写作，文字帮助我疏解和疗愈。2015 年我开了个人公众号，叫"黑猫"，有"在漆黑中寻找黑猫"的探索自我之意，那是"筱慢的游乐场"的前身，只不过写的都是些没人会看的晦涩文字，一个字一个字堆砌起来的，只是通向自己内心深处的台阶。

我一直把文学当作治病的良药，不医身，医心。癌症是一种很恼人的东西，即使身体在上一场战役中胜利，之后的日子也要在不断回头、警惕它卷土重来的惶惶中前行。手术、药物和科学能修复身体，却无法缝补身体已经痊愈的患者内心里的裂痕。在医心的领域，以数据分析和循证实验为基础的科学再强大，也只能为文学、诗歌、心理学和哲学让步。

这句话从一个曾经的统计学专业学生的嘴里说出来，似乎有点尴尬，但也并不是完全不可理喻。当年在大学的时候，我们总要在课堂上学习很多数据分布模型和公式，这些模型和公式能帮助我们分析并预测大部分数据的走向，分析下一个点会出现在哪一个位置，而真实测量值一般都会落在估计值的某个置信区间（confidence interval）内，更简单来说，这些模型和公式有 90%、95% 甚至 99% 的概率能对未发生的数据进行准确预测。

当时我看着这些分布图和方程，心里总有个坎儿过不去，那些在大概率之外的异常值（outlier）呢？在进行辨别分析的时候，它们通常会因

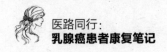
为影响建模而被人为剔除，那统计学便无从了解它们，甚至根本看不到它们。但对于我们每个人自己的人生而言，如果在某个时刻突然冒出来一个异常值，人生的未来数据走向怕是会完全偏离原定的模型与公式吧。

这只是一个刚入门的统计专业学生的困惑，却未曾想自己今后的人生还真正印证了从前的困惑。

我们一直都在学习如何在既定的跑道上跑得快或者如何坚持跑到底，鼓励在跑道上跌倒的运动员坚强地爬起来咬着牙继续向着原来的终点前进，可却没有人教过我们，当伤势过重必须离开跑道时，我们该何去何从。

我只有到文学里去寻找答案。史铁生的《就命运而言，休伦公道》、程浩的《幸与不幸，都需要有人去承担》、欧文·亚隆的《存在主义心理治疗》中对死亡的深刻探讨，黑塞在《悉达多》里对生命意义与智慧的追寻……

这一个个从别人的痛苦与沉思中流出的文字，此刻成为引领我走出灰暗的使者。想到这儿，不禁想象，是否此刻我打出的这些句子，在某个时刻也能给世界上某个角落的某个人带去一丝柔光。

（四）

毕业后第一份工作并不是特别顺心，我遇到了很多癌症患者在职场中的困境。

当时我还没有完全把自己的病情告诉周围的同学和朋友，只有少数几个亲近的朋友了解，她们都是当作守护一个大秘密似的保护着我的隐私。当时我不愿意让太多人了解我的情况，一是不想接受不熟悉的人的同情，二是不想成为别人聚会里的一个八卦或故事。还是那点可怜的自卑，那点可笑的自尊，最终困住的还是自己。

《教父》里曾经有句话触动到我，具体文字记不清了，说的是最让人恐惧的人，就是完全没有秘密的人。曾经我在工作中绞尽脑汁以各种理由向同事和老板请假，只是为了掩饰自己去医院做检查；在生活中对熟人朋友也时不时需要撒个小谎，聚会上聊到一些可能会穿帮的话题时我会感到莫名的心慌。这种经常出现的不坦诚体验让我很不舒服，但我仍然没有勇气说出自己的过往。我害怕在别人眼里成为无用和被照顾的角色，实际上早已经在心里把自己定位在了低人一等的位置上，并唾弃和嫌恶着那个低人一等的自己。

害怕别人的眼光，却把本该张扬的自我也杀死在了害怕里。

最终还是命运的走向拉了我一把。

2018年4月底，乳腺癌的阴影已逐渐散去，生活也慢慢步入正轨，在一个再普通不过的早晨，我发现自己腰间和膝盖的皮肤上无故出现了两个巨大的紫色瘀斑。都说久病成良医，还是有几分道理的，我以前从来没有怀疑过自己在血液方面会有什么问题，但这两块青紫发乌的大瘀斑在瞬间便撞响了我大脑里的警铃：一定是血小板出问题了，可能是白血病。

不管是因为小时候韩剧看多了，女主人公一开始流鼻血就是白血病，还是因为和乳腺癌相伴的日子里也了解了太多其他种类的癌症，这两块在新加坡家庭诊所医生眼里不值得大惊小怪的瘀斑，在被发现的那一刻已经被我自己诊断为了某种血液里的重症疾病。而事实证明，久病成良医的确是真理。

当天在诊所做完血液检查，我就走急诊程序住进了新加坡中央医院，几天后就开始了化疗，一疗完成后又飞回了北京。我在新加坡全部的家当都是室友在我回国之后帮我收拾好海运回国的。

这个病就是在和时间赛跑，因为它的名字是"急性髓细胞性白血病"，

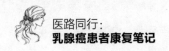

英文缩写为 AML，就是韩剧悲情女主角会得的那种病。

关于我为什么这么"幸运"，在乳腺癌之后又得一个白血病，这个在医学界也还在讨论。但我以前的乳腺癌医生和之后的血液病医生都告诉过我，我这种情况虽然少见，但并不是没有，不少病友和我一样，在进行完乳腺癌的化疗之后几年，又被检查出了急性髓细胞性白血病。这或许和基因有关，或许和化疗药物有关，但确切的答案只能留给未来了。

幸运的是，中国对于白血病的研究是走在国际前列的，这对于家境普通的我来说是一个最大的利好消息。新加坡的医疗条件和硬件设施自然没的说，护理水平也是数一数二，但对于非本国公民来说医疗费过高，而且当地医院对于白血病的临床经验，特别是骨髓移植的经验较为缺乏。所以综合考虑之下，我和父母又一次选择了赴京就医。

可能很多人对于骨髓移植的认知还停留在 10 年前，说起骨髓移植自然而然就会想起那些"为了救一个孩子再生一个孩子"的新闻报道。可医学发展之快超乎想象，早在 2014 年，骨髓移植就已经走出了全相合配型的局限，发展出了成熟的半相合移植技术。简单来说，以前那种在骨髓库里苦苦搜索与自己全相合的供者，或者要再生一个孩子取脐带血用于移植的年代早已经过去了，现在只要父母或其他亲人与患者的 HLA[①] 配型达到半相合，就可以顺利进行移植。所以我并不需要在焦躁中祈祷老天从骨髓库中赐我一个稀缺的全相合供者，也不需要我爸妈为了救我再去生养一个弟弟或妹妹，而是直接采用我爸的干细胞进行移植就好了。

我愿意把这当作命运的恩赐，要是在 10 年前，我可能真的没机会在这里写下这些文字了。

---

① HLA：human leukocyte antigen，人类白细胞抗原，是人类的主要组织相容性复合体的表达产物，该系统是所知人体最复杂的多态系统。

这是我第三次和癌症相遇，一样也经历了崩溃、麻木再到接受、面对的过程，那个崩溃、麻木的过程也和前两次一样短暂。这算是我的一个优点吧，姑且称之为"随遇而安"或者"傻"。

在新加坡中央医院被确诊为白血病的那天，听着大夫的话我崩溃得一塌糊涂，朋友们也都赶到医院陪着我。但两个小时，就两个小时，我们就接受了这份沉重的"礼物"，并积极应对起之后需要面临的紧急变化。

确诊后的第二天，我把"黑猫"改名为"筱慢的游乐场"，开始跟这个世界分享自己的故事。

当我开始讲述，人们如何理解我的故事、解读我的经历，用何种情感对待一个与癌症相伴7年、患癌3次的年轻女孩：同情、震惊、触动、怜悯、怀疑、冷漠……都已经无关紧要。讲述本身就是一种冒险，冒着被误解、被过度解读、被量化比较、被讥讽嘲笑的风险，而其实，每个人的人生又何尝不是这样呢？

讲述对于我来说最重要的意义不是寻求外界的理解，而是呈现内心的真实。把自我的这种赤裸裸的真实展现出来，是需要巨大勇气的，勇气来源于3次面对死亡的过程中积攒下来的紧迫感。生命短暂，一切假面都是一种愚蠢的浪费，我希望当不可避免的死亡来临之时，我能说自己尽力活出了最真实的自我。而关于外界的反馈，若是同情和感动，我感恩并欣喜接受，因为这来源于人性的善；若是误读和嘲笑，便置之不理，毕竟这世上没有感同身受，误解和被误解是人类的宿命。

我在2018年"爱乳月"曾写过一小段文字，送给所有年轻的乳腺癌患者。

我认为乳腺癌患者身体上的疤痕带着某种强烈的隐喻，破碎、自卑、羞愧和重建。接受自我，对于乳腺癌患者，在某种程度上，就是接受自己

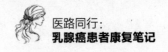

真实的身体。正视真实，拥抱真实，热爱真实，是每一个癌症患者击退自卑的良药。

（五）

说到治疗，白血病比乳腺癌来得凶猛得多，也复杂得多。我第一次化疗就感受到了这种区别。

白血病的一疗最为艰辛，也最为危险，新加坡的做法是连续 24 小时输液，输满 7 天。因为轻微的病毒感染和化疗药物的影响，我连续高烧八九天，便秘之后又腹泻，大概有 3 天连水都喝不进，身上因为高烧起了莫名其妙的紫色红疹，皮肤科医生看了都感到疑惑。体温升高了就开始物理和药物降温，体温降下来舒服没多久我又开始打冷战裹棉被，迎接下一轮的高烧。脑子被浆糊代替，身体灌满了铅水。

一疗结束后我的体重掉了六七斤，一向粗壮的小腿肚子瘦成了竹竿。我还挺开心，终于减肥成功了。

可还是开心得太早，当我做好充足的心理准备，准备迎接之后二疗、三疗的巨大反应时，却再也没出现过严重的化疗反应了。一是因为所用的药物和一疗不一样，二是药量和强度都比一疗显著降低了（三疗只有 3 天），所以我到北京后不到 3 个月，丢掉的体重已经基本吃回来了八成。

在每一次白血病结疗后的 7～14 天，血象会跌到最低。中性粒细胞（白细胞里真正消灭细菌的那一部分主力军）跌到接近于 0，血小板掉到 10×10^9/L 左右（正常的最低值为 100×10^9/L），在这个时期患者免疫力几乎为 0，凝血功能低下，最容易出现感染或其他危险状况。以前那种乳腺癌化疗结束后马上出去玩的情况是不可能出现的，我必须小心再小心，必要时还要回到医院住院输血、打升白针。

在这种情况下，照顾白血病患者是一件绝对精细而严谨的工作，特别是在白细胞没有恢复到正常值之前，患者和家属需要警惕所有可能的感染源，居住环境要严格消毒，外出就餐也要尽量避免。所以我妈从一个刚达到厨艺及格线的"厨房小白"，经过了一年时间，已经脱胎换骨成"米其林大师"了。

在2018年6月刚到北京大学人民医院求医时，我便察觉到"前辈病友"嘴里常提到的"进仓移植"，伴随着一种复杂的情感，混杂着生的希望和死的恐惧。干细胞移植目前仍是治愈白血病和再生障碍性贫血最有效的一条路，可这条路有刀山有火海，有危机四伏的丛林和嗜血的野兽。但能放弃吗？那可能连明天的太阳都不一定看得到。为了生，先要踏过死，这颇有凤凰涅槃的象征意义。

干细胞移植之所以对患者是一种生死考验，原因很多也很复杂，只需想象一下用药物把一个人身体里几乎所有的血细胞都干掉再换上一批新的，就已经够惊险了。这不是我们常规意义上想象的上手术台，睡一觉，醒来就换了一个新的器官，而是前后要经过一个月左右的预处理、大化疗清髓、回输供者血和等待供者血植活，然后才能"出仓"。所谓"移植仓"，是一个有着整面墙空气过滤器的单人隔离无菌病房，吃喝拉撒都在那不足10平方米的小屋里，护士和大夫进屋都得穿无菌服，所有屋内用品每天都由护士进行消毒和清洁，家属送来的饭菜都得由护士用微波炉高火5分钟加热才能送到仓里的患者手中。这样近乎铁面和无情的严谨，才保证了北京大学人民医院近乎100%的出仓率，也就是成功让患者活着走出移植仓的概率。

仓里可能出现的突发情况很多，每一个都让人胆战心惊。有患者在极

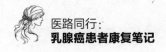

大剂量的化疗药物作用下出现心衰，家属一晚上收到好几张病危通知书；有患者在白细胞 0 期（大化疗把患者自身的白细胞全部杀死再回输供者骨髓血或干细胞，会有长达两周白细胞为 0 的极度危险期）出现感染，因免疫力太低，细菌或病毒感染危及生命，大夫和护士彻夜抢救才捡回一条命；有患者出现长达两周的水泻，只能禁食禁水；有患者则是便秘、口腔溃疡或呕吐不止……

听了不同病友的仓内故事，我对"入仓"这件事已经抱定了视死如归的心态。这算是我的一个惯用心态，任何事情都会做好最差的准备，而以往，现实总会比想象的好，这次也不例外。

我共在仓里待了 30 天，除了进行大化疗的两天和回输供者血之后的两天吃不下东西之外，其他日子里都能基本把我妈给我准备的所有饭菜吃干净。有个护士和我聊天时说，她们护士之间交班或者闲聊的时候都会说起，"嘿，6 床又把饭菜吃完了！"像在说一件不可思议的事情一般。

像便秘、腹泻、呕吐、膀胱炎、心衰或感染，这些其他病友们极有可能遇到的情况，我在仓里都没经历过。不说假话，每天我在仓里度过一天的时光后，都会在心里狠狠感恩一番，感恩这一天的平安，同时也提醒自己准备迎接第二天的挑战。若是当天出现一些不适反应，我便会通过转移注意力和进行一些正念的冥想来度过。可大致上，我在仓里的确没遭什么罪，反而阅读了十几本书，看完了几十部电视剧、纪录片和电影，一直持续更新着公众号。现在打下这些字，心里仍然倍感幸运和感恩。

之后我也看到一些新的病友加入了我们的病友群，而他们在"进仓"前也经历着我当时那种忐忑、疑惑、担忧，甚至恐惧的心情，这是不可避免的，尤其是在听说了一些令人揪心的病友故事之后。可别人的故事，终究是别人的故事，只有自己经历过的才是自己的。从别人的经历中可以借鉴和学习，但也不必因此太过忧虑和害怕，毕竟命运从来不按常理出牌，谁知道你抽中的是什么牌呢？

（六）

此刻，我正准备要迈过自己的"一岁生日"，从 2018 年 10 月移植到写此篇文章的现在，已经快一年了。2019 年过得尤其快，比之前任何一年都快，快得让我似乎刚经历过震荡，就要忘记震荡时眩晕的感觉了。

生活又一点一点迈上了正轨，小舟又越过惊涛骇浪划向了平静而宽广的水面。回到熟悉的家中，一切都没变，又似乎一切都不再相同。

今后仍然要与医院打交道，要和复查交朋友，癌症留下的烙印会成为我生命里的一部分，也许这一辈子我都要学习如何和这些伤疤和谐共处，如何在也许会充斥更多限制的生命里创造出无限的价值和意义。今后的每一分钟都是我历尽艰辛从死神手里偷来的宝贝，而我也要重新思考，如何能让这些宝贝拥有它们最合适的归处。

从小我就很爱看科幻，看着澄净透亮的天空就会开始想象自己在宇宙中到底是个怎样的存在。生病以后我也会经常试图想象和理解疾病对于整个宇宙而言究竟有什么意义。关于这个问题有着太多的解释和五花八门的答案，但最终探究起来都会远远落在人类理性理解的范畴之外。所以，我已不去执着于那些摸不透的原因，只把疾病当作某种启示，或某个庞大秩序运行中所出现的必然。遇上疾病，于人类的肉体而言是一种不幸，但也许对于某个更庞大的存在来说，是一个新阶段的开始。我们无从知晓宇宙的意图，但我们能接收到宇宙的启示和信息，通过疾病，通过转折，或者通过每一次生活的震荡。我们能了解的，只有当下的感受而已。

活在当下，这句老生常谈，仍是人类在这个变幻莫测的世界中唯一

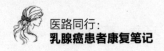

可靠的生活准则。

　　未来的日子里，若是再充斥着违心的话语和虚假的面具，若是再把别人的目光当作表演的舞台，若是再把过去的重担和未来的惶恐都加诸今日的感受，那又何尝不是对生命的背叛、对手中宝物的亵渎呢？

　　也许这就是宇宙的启示，是疾病的意义，让一部分人从盲从和麻木中挣脱，重新回归自己的本性，敏锐而犀利，看清自己，看清生活。

　　以蒙田的一句话结尾吧：

　　如果我编书，就要汇编一部人类死亡记录，同时附上以下注解：教会别人死亡的人，同时也能教会人生活。

（本文作者：筱慢）

不一样的灿烂日子

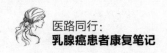
自生病以来，我曾经动过无数次念头想要记录点什么，可是计划一再搁浅，想来原因有二：一是那段日子是生命中一段非常灰暗的日子，那种痛苦的回忆并不值得回味，我不想在伤疤快要结痂的时候又去揭开它重新审视一番，不管是什么理由；二是如果是在术后5年再来书写这些文字，也就是在已经达到医学意义上的临床治愈时，那段沉痛的经历将成为我生命的徽章，是对我生命的赞礼，我的心情自然截然不同，可是现在术后仅仅两年，我还有很长的路要走，还需要时间来证明自己，所以不愿就此开始写我的回忆录。然而，就在我一再搁置自己的回忆录计划时，通过菠萝的年轻朋友互助群，我了解到了清华大学出版社的编辑想召集各病种的朋友们来记录自己生病前后的点点滴滴，以此来帮助后来人，也算是赋予生病另外一种意义。在此机缘巧合下，我决定重新拾掇起回忆录计划，希望借由此文，能给大家以警示或者启发，预防永远大于治疗，但愿朋友们一路走来，远离疾病，喜乐永伴！

确　诊

我的乳腺癌真正确诊是在2017年8月15日，但在此前至少半年，身体已经对我发出无数信号，可头脑简单而又缺乏健康常识的我却一再忽略。这也是我后来常常自嘲的原因：读书多又如何，不是自己的专业领域，连一点基本的常识都没有，还自以为是，落得如今确诊即是中晚期。

时间大概要先追溯到2016年年底的时候，我那时晚上坐在床上看书，经常感觉右乳会突然有一阵针刺一般的疼痛感，但那种疼痛感转瞬即逝，可能过几天才会有第二次，对生活毫无影响，所以不以为意。接下来是在2017年4月的时候，生活给我开了一个玩笑，我不小心怀孕了，然后流产，药流不尽，刮宫，吃药。在这段时间，我感觉右乳好像变硬了，揉着的时候会非常不舒服。我多次向老公诉说此事，但男人在这种事上一向不敏感，他用惯常的思维来看待我所说的情况，对此不屑一顾，只说我大惊小怪，而我那时的精力都主要集中在流产一事上，也就忽略了。2017年7月，我们全家人去巴厘岛旅行，这是早都计划好的事情，医院检查的事就往后推了。旅行结束回来后，我的右乳已经非常不舒服了，不仅变硬，而且摸起来疼痛感加剧，我洗澡都不敢碰它，但因为已经订好了两天后的机票回老家，我的拖延症又犯了。

话说到2017年8月时，回老家已经有一个月的时间了，有一天，我无意中跟姐姐说起乳房疼痛的事，姐姐立即给我推荐了一个当地有名的B超医生，然后催促我去检查，我这才决定和妈妈一起去看一下。说来真是可笑，B超医生替我检查的时候，异常仔细，反复检查，花了很长时间，妈妈那时在旁就开始担心起来，可我躺在那里，丝毫没有觉得有任何不对劲的地方，一直都安安心心的，即便临走时那个医生建议我最好还是到某某医院（我们当地一家很有名气的三甲医院）再去确认一下，我也没有觉得有多大的事。现在想来，无知真是可怕，那时候的我，真是愚不可及！（请原谅我骂自己几句：我在一个温暖、和睦的家庭长大，从未品尝过生活的艰辛，从小到大成绩优异，受尽家人宠爱，生活于我而言，一片美好，所以长大后，我一直都有点鸵鸟心态，常常有意避开一些比较负面的东西，尽量让自己继续生活在自我打造的美好生活圈子里，很多东西就这样被我选择性地忽视了。现在想来，这种心态真是非常不可取，谨此劝谏看到

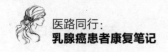

此文的朋友们吧。）

　　然后我去医院检查，B 超和细针穿刺，结果不太好，我们立即办了入院手续。为了进一步确诊，我当时还同意做了粗针穿刺，因为我还抱有一种侥幸心理，如果穿刺出来是良性，那就在当地医院手术，如果是恶性，那就回工作地杭州去手术。老公也着急坐飞机赶回来了，穿刺结果第二天才能出来，一家人晚上都过得非常不踏实，心里一直惴惴不安。

　　说到这儿，还有个插曲，就在那天下午，我们还去看了当地颇有名气的治疗乳腺增生和乳腺肿瘤的一位家传中医。这位老中医已经 80 多岁了，她别的都不看，只看乳腺方面的问题，据说中药方子是传了好几代的，不过她的治疗是用中药泡酒喝。我之所以信她，不仅是她在当地名气颇盛，更重要的一个原因是我堂姐 2007 年的时候也被确诊为乳腺癌，手术和化疗结束后就一直在她那里拿药酒喝，到现在已经 10 年了。那位老医生非常不建议我们手术，说是让我先喝 3 个月药酒再看，应该会有好转，如果到时没有效果，再行手术不迟。我和家人权衡了一下，不敢冒这个险，觉得如果情况不好就马上手术，但当时还是掏了 3000 多元，拿了中药，让她后续配好后给我寄回杭州。我当时的想法是手术后也像堂姐那样，喝喝药酒，不过我后续一直接受规范治疗，所以药酒到目前为止也从没有喝过。

　　第二天上午，本来说 11 点取结果，可我们在家都坐不住，我、妈妈和老公 10 点不到就在那里等着了。和我们一起等候的人还有很多，神色各异。通知我拿结果的时候，我还没起身，老公立即就冲过去了，拿到结果后，也没说话，就递给了妈妈，我当时就意识到事情已经完全没有转机了。我们把结果给医生也看了下，表达了想回杭州做手术的想法，当时医生就说了一句话："赶紧手术，最好在 7 天之内。"我不知道是否是因为做了穿刺的原因，总之大家都觉得事态极其严重，办好出院手续后就赶快回家了。开车回家的路上，老公一言不发，妈妈坐在后排，紧紧握着我的手，我无声地淌着泪，脑子里一片空白。

回家之后，老公赶忙联系杭州的朋友，预约好医院，就开始订第二天回杭州的机票。堂姐也过来了，不断安慰流泪痛哭的我。虽然难过，但因为堂姐是过来人，患癌到现在也10年了，所以我心里并不那么绝望。订机票时，老公在客厅里让我拿妈妈身份证给他，因为妈妈也要陪同我们一起去杭州照顾我，在我把身份证递给老公后返回卧室时，瞥见一向坚强的老公突然一下子流泪了，就好像是那种难受劲憋了好久，终于忍不住了的感觉，我的心好像被狠狠地击了一下。

整个过程中最有趣的就是我儿子，儿子那年9岁，每年暑假都陪我回外婆家玩，特别喜欢待在老家，跟他说要回杭州的事，他非常不乐意，还提出让我们先回，自己在那儿待到开学前再回去。另外他一直心心念念的一家火锅店还没有去，也还想去吃一顿火锅。姐姐提出晚上去吃火锅，满足一下儿子的心愿，可那个时候谁有心情去吃呢，而且还要收拾行李，一家人忙成一团。虽然妈妈说孩子不懂事，可那时孩子的不懂事却是阴郁笼罩下透出的唯一一点阳光啊。

晚上儿子入睡之后，老公和我两人抱在一起，痛哭不已。这个刚迈入不惑之年的男人，在那时哭得像个孩子，好几次都泣不成声，我从来没有见过老公的这一面。我和老公自读研究生认识以来，一起走过了17年，虽然我的远嫁、家庭背景的不同以及婆媳关系等一系列事情让婚姻生活一地鸡毛，让我和他在柴米油盐的家庭生活中失去了往日的激情，但就在那一刹那，仿佛所有的一切都回来了，我们再一次深刻地感受到各自对彼此的重要性。如果说，我曾经对老公、对婚姻还有些许抱怨或不满，在那一刻，全都烟消云散了，那一刻只想着在余生好好珍惜这个男人。同时，我

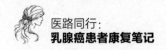
也因为自己的生病需要让他陪我一起承受重压感到抱歉。

一夜辗转难眠，好不容易到了天亮，妈妈陪着我们一起坐飞机回了杭州，然后就开始了马不停蹄的奔波治疗，其间种种，个中滋味，一言难尽。好在时间总是往前走的，不论何种心酸痛苦的日子，终会过去，只要满怀希望，就能走出阴霾，迎来生命的曙光。

治 疗

1. 手术

回杭州之后我就迎来了人生中那段极其灰暗的日子。从周三回杭，周四医生面诊办理入院，到第二周周二手术，一切事情似乎都在有条不紊地进行着（这要感谢我的家人，他们的操心成就了我的省心），可是我的内心却是慌乱的。我现在无法清晰地描述当时自己的想法，因为那是各种情绪的杂糅，似乎有不甘，不甘为什么是我摊上这事；有恐惧，恐惧未知的未来和把握不住的明天；有纠结，纠结治疗过程中什么才对我是最佳的选择。但归根结底，我就是觉得一切都那么不真实，好像在做梦一样。

手术前我很少哭，一则因为忙着做各种检查，行尸走肉般穿梭于医院的大小走廊，来不及多想；二则因为碰到了一些病友，她们的乐观和开朗感染了我。所以那时的我，都是以坚强、乐观的形象示人的，但只有我的内心知道，其实自己并没有完全接受这一切。

　　3个多小时的手术顺利结束，妈妈、老公、老公爸爸、老公妹妹和儿子都在手术室外等着我。当看到我被"五花大绑"地从手术室推出来时，儿子瞬间流泪了。（当然，这是后来妈妈告诉我的，我那时昏昏沉沉、自顾不暇，怎会注意到这些！）

　　手术虽然顺利，但是因为就诊拖延，所以病情比想象中要严重，腋下淋巴结也全部清扫了。不过幸运的是，我的癌症分型是属于可以选择内分泌治疗的类型，后续还可以通过服药来控制。

　　这是我的第一次手术，大医院、好医生和温柔的护士，最重要还有家人的陪伴和贴心照顾，我觉得一切都是幸运的，谢谢他们！

　　第一次手术结束之后一个月，因为要接受化疗，按医院的要求，每个患者都需要安装输液港。本来安装输液港是一个小手术，但据医生讲，因为我需要安装在左侧，情况较右侧更为复杂，另外我的血管很细，所以医生给我做输液港安装手术竟然花了将近3小时。安装输液港那天，老公工作上有安排，虽然可以调整，但因为大家都说是个小手术，所以他就放心地没来陪我，留我妈妈一个人在那里守候着。当妈妈在手术室外等了两小时都还没等到我时，开始担心起来了，别说是她，连手术室外的工作人员都觉得比较意外。当我3小时还没有出来时，妈妈在外面都快要崩溃了，她给我老公打电话、发微信，心里担心得要命，可又无计可施。说起来，那时一分一秒的等待对妈妈来说都是一种煎熬，我在手术室里却相对好过些，可在手术过程中才发现遭遇的是一个经验不多、技术不够精湛的医生，也确实有点让人沮丧。

　　还好，时间虽然花费较多，但手术最后还是成功的。只要结果是满意的，过程我就自动忽略不计了。

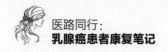
2. 化疗

　　和很多其他病友情况一样，我的化疗也是标准的 8 个疗程（当然有的人是 4 疗或 6 疗），21 天一疗，前 4 疗程用紫杉醇加环磷酰胺，后 4 疗程用多西他赛。很多病友对化疗的反应都是类似的，基本都是在化疗结束前几天吐得七荤八素，整天身体无力，晕晕乎乎，除了躺着还是躺着。所有的胃肠道反应全部结束大概要在一周之后，然后胃口会慢慢好起来。由于化疗期间白细胞计数降低，抵抗力下降，再加上天气逐渐转凉，我基本很少出门。那时我加入了天津的乳腺癌患者群，了解了很多化疗期间升白细胞的方法，所以在每一疗胃肠道反应结束之后，我便迅速开始了食荤者的生活，每天不是猪脊骨就是牛尾骨炖汤，海参、红枣水，通过各种方法竭尽全力恢复能量。为了能尽量多吃肉，我们在后期一周吃 4 次火锅，每次烫的嫩牛肉或猪肉丸子有 8 两到 1 斤，我基本不用吃白米饭，光靠吃肉就吃饱肚子了。虽然磕磕碰碰，但我的化疗几乎没有延迟过，没有打一针升白针，硬是每次都让白细胞达标了。这应当算是我治疗过程中第一件让我骄傲的事情了。只是由于吃肉较多，再加上后期服用地塞米松等激素类的药，我的体重上涨迅速，到 8 个疗程结束，已经足足增长了 25 斤。（附：对乳腺癌患者来说，体重控制是一件极其重要的事情，但当时是治疗期间，一切以顺利完成化疗为目标，所以我就没有太关注这一方面。不过后续减重也是意外轻松，具体详见"康复"部分。）

　　都说化疗时要多喝水加速新陈代谢，可化疗药的反应会让你什么水都喝不下，白开水、绿豆汤、果汁或淡茶水，各种方法都试过了，无一奏效，该吐还是要吐。其实我那时还从医院开了自费的进口止吐药，可是感觉作用不大，吃了止吐药后虽然吐得少些，但干呕不断，同样是很难受的。

在那种极端痛苦的时候，我曾一度绝望地认为我可能这辈子都不想再喝白开水，不想再闻绿豆汤的气味了。可今天的我，每天 3 杯白开水，喝得非常带劲，暑夏时妈妈准备的南瓜绿豆汤，超级爱喝，要不是今天写文章回忆起那时治疗的事，我都差点忘记自己曾经厌恶过绿豆汤的气味了。所以，亲爱的朋友们，任何时候都要相信自己，真的没有什么过不去的坎儿，迈过了那一步，你就是英雄！

说起化疗，还不得不提化疗过程中我遇到的一个小曲折。在第六和第七疗程期间，我的右侧大臂上突出来一个包，有点硬，按着倒是不疼，但感觉越来越明显。我有点担心，去医院找主治医生看了下。医生安慰我说没关系，绝对不会像我担心的那样，是什么转移，她说这种病几乎不会转移到手臂上的，不过还是给我开了 B 超检查单。因为预约 B 超检查是在几天以后，我们想着单独跑一趟来医院做检查麻烦，反正医生也说没什么事，就直接预约在第七疗程前一天来做入院检查的时候。

第七疗程前一天杭州下大雪，天气极其寒冷。我们开车来到医院，验血检查白细胞达标，我和老公非常高兴（快乐其实就是这么简单），然后就去做 B 超。B 超检查结束后，一拿到检查单，我们傻眼了，单子上赫然写着：怀疑转移？我和老公头都大了，一路小跑着去住院部找了主治医生。医生看完后也愣住了，她说临床上乳腺癌几乎都没有转移到胳膊上的。不过既然担心，医生建议即便是良性的，也动个小手术把它处理掉。于是，化疗只能往后推迟了，冒着大雪，老公开车带我回了家。我记得很清楚，那天是星期四，手术当时只能安排在第二周了，这样的话，化疗就至少得往后推一周了。我当时郁闷极了，都说化疗推迟时间太长不好，我既担心影响化疗效果，又因为那一纸 B 超单，心里七上八下的。晚上一夜难眠，第二天一早，我倒突然有了主意：换个医院换个 B 超医生再检查一下，现

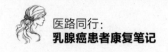

在这种状况，我怎么能让一个医生的检查报告所左右呢？

后续的事情大家大概都能猜到了，另外一个 B 超医生说根本就不是什么转移，就是一个囊肿，我们索性就暂时不管它，于是第二周照常化疗。一周以后，那个日益明显的突起慢慢消下去了，之后就不见了。

3. 放疗

因为接受了腋下淋巴结清扫，我必须要接受 25 次的放疗。相对于化疗来说，放疗就感觉轻松多了，除了皮肤需要特别注意外，我感觉整体的状态还是非常舒适的。我们当时预约的是晚上的号，因为老公白天还得上班，只有晚上才有时间开车陪我去。每天晚上开车来回近两小时，连续 25 天，有时排队排得较晚，做完放疗都快午夜了，所以也算是着实辛苦了一阵子。

每天晚上做放疗的过程可以用 10 个字来概括：等待 2 小时，完成 5 分钟。虽说等待的时间是漫长的，但这段时间却是我在整个治疗过程中最快乐的时光：就在等候室里，我认识了一帮朋友，每晚大家有说有笑，聊个没完。那种谈笑风生，让我的心情变得越来越轻松，恍惚觉得生活还是一如常态，远没有想象中艰难。

放疗结束回家后，不管多晚，妈妈都在家里等候着。我一到家，妈妈就赶忙让我去床上躺着，然后把准备好的黄瓜片一片一片细致地敷在我放疗的皮肤上，当然整个过程她都会小心翼翼避开医生画好的定位线。敷好 20 分钟后，妈妈揭下黄瓜片，帮我细心地抹上比亚芬软膏。说到这个软膏，还要感谢我的两个好闺蜜，当时杭州这边这种软膏断货，她们俩分别在另外两个大城市，费尽心力帮我去买。朋友的力量真是强大，又一次让我感觉到温暖。

放疗时除了每次放疗结束后对皮肤的精心护理外，放疗前我还会喝点酸奶，嚼几根新鲜的石斛保护嗓子。总的来说，我的放疗是轻松的，皮肤也保护得很好，没有破皮，虽然后续也确实黑了一点，但两三个月后，黑皮褪掉，皮肤又几乎恢复如前了。

4.心理疗愈

每个遭遇重疾的人，都曾经有过一系列的心理变化，这在我看到的很多文章里都分析过，但具体如何从不接受到接受，其间的心路历程大概只有当事人才知晓得最为清楚。作为一个颇有点多愁善感的女性（这可能也是我生病的部分原因吧），我要想从这样的心理困境中走出来，可能比别人更为困难。所幸，我现在已经勇敢地走出来了。能够获得这样的心理治愈我认为要归功于两点：一是我的自我救赎，二是亲人的关爱。

先说说我自己吧！

无数的心灵鸡汤告诉我，这个世界上没有真正的感同身受。我认可这一点，我认为亲人的抚慰对我们而言是重要的，但解铃还须系铃人，只有自己真正想通了、接纳了，所有的一切才会变得云淡风轻。所以治疗期间，我一直在不断地给自己以心理调适。我知道大病一场一定会打碎我的生活，改变我的人生，但我试图让患病这件事积极地影响我，而不是消极地制约我。为此，我动脑，我思考，我下定决心要让自己鲜活地继续行走在人生的道路上，而不是形容枯槁、苟活于世。

首先，接纳自己的情绪。我本就是个心思细腻、多愁善感的女人，在前半生幸福的生活中也会时常因为一些事情流泪哭泣，我为何非要在这

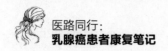
种痛苦的治疗期间勉强自己一定要勇敢，一定不能流泪？将情绪压抑在心底，还不如让它肆无忌惮地宣泄出来。所以实在忍不住时，我告诉自己：哭就哭吧，不要有任何的心理负担，不要担心不良情绪会像恶魔一样吞噬了自己，让自己像孩子一样，哭过以后让所有的不开心随风而逝。

接纳不良情绪只是生病初期的权宜之计，一味地沉迷于这种情绪中不可自拔对身体的康复是不利的。我深知这一点，所以为了尽快地从这种不良情绪中走出来，治疗期间做的很重要的一件事就是收集文章。对那时心理干涸的我来说，这些积极的、正面的文章都是清清绿水，灌溉了我的心田，滋润了我的心灵。

具体说来，从儿子给我的第一篇文章开始，我便着手将自己通过各种渠道收集到的一些极具启发意义的文章全部打印出来，整合在一起，没事时，我就拿出来看看。记住，这些文章并不都是和生病相关的，因为你看的内容如果都集中在如何战胜疾病上，那视野会显得太过狭窄。你的视野越宽广，你就会感觉面前的路越宽广。

不仅是文章，病友群里一些积极的事例，我甚至都会截屏下来保存着，状态好的时候我还会写随感。写随感的目的在于将那种积极、正面的力量固化下来，让它对我的启发和教育意义变得更清晰。曾经有那么一刻，我还想在"喜马拉雅"App①上把那些东西分享出来给大家借鉴，但后来放弃了这个想法，最主要是担心我的有些随感过于主观。不过总的来说，治疗期间自己的读读写写既能帮我找点事做，又能让我放宽胸怀，是件一举两得的事。

对于人而言，血缘真的是一个很美好的存在，尤其是在你生病的时候，这种感受会更加刻骨铭心。在我身边的人中，我第一个想说的便是儿

---

① App：application 的缩写，应用程序。

子，他那时小学四年级，虽然知道妈妈生病，但具体病况还不是特别清楚，依旧天真烂漫，怀着一颗可爱的童心。

大家都知道，化疗期间，最让女性患者难过的应该是掉发了。虽然我的头发本身发量就不多，但总比光头要可爱呀，何况我当时还留了一头长发。本来掉发期间我一直都是满腹的心酸、难过，但就是因为儿子，我的生活中迸发出了很多灿烂的火花。

第一件事，我在网上订购了一项假发，假发到的那天，儿子放学回家，看到假发觉得特别好玩，拿起来就往自己头上戴，摆各种造型。那时的我，头发还没有剃掉，等过几天老公帮我剃掉头发打算戴假发时，发现里面那个假发网罩不见了，原来是被儿子试戴时弄丢了。于是，我只能委托店家又重新寄过来。

第二件事，光头之后，我尽量避免让孩子看到我那个样子。可有天洗完澡后，我帽子都忘了戴就直接蹦出了卫生间，当时儿子说了句："哎，妈妈你怎么没戴帽子呢？"我才恍然大悟，赶快戴上帽子。其实不论自己怎么样，在孩子心中，妈妈都是最美、最棒的，感谢孩子带给我的温暖。

除此之外，在我化疗期间，儿子还做了一件事，他带给我内心的悸动，让我永远都无法忘怀。那是有个晚上，不知什么事情触动了我脆弱的心弦，我在卧室阳台上忍不住偷偷地哭起来。儿子本想进卧室来看我，听到我在阳台上的哭声后，他没有说话，悄悄退出了房间，一会儿又折返回来，手里拿着一本书。他翻到其中的某一页，然后递给我，轻声说："妈妈，你好好看一下这篇文章吧。"说完就出去了。那是林清玄的一篇文章——《快乐的力量》。我一字一句地仔细阅读，心中涌出深深的感动与无穷的力量。谢谢我的孩子，在妈妈生病的时候，你给予我的陪伴，带给我的欢笑，是给我最好的礼物。都说女子为母则刚，我愿意为了你，好好地活下去。

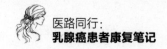

那一个学期，因为化疗，我很少管儿子的学习，都是他爸爸在照看，可是那一学期，儿子特别懂事，在学校像变了个人似的，成绩也提高很快。等到我治疗结束，回归正常的家庭生活时，儿子的学习状态反倒不如以前了，在学校的那股调皮劲又回来了。我跟老师交流的时候，老师都说奇怪，难道是爸爸管得更好？只有我心里明白，因为我的回归，孩子心放下了，忧愁没有了，又能蹦起来了。所以孩子的心思其实是敏感而细腻的，即便我们从来没有跟他详细说过我的事情，但是他心里或多或少是明白的。今年上半年，我还特意就此问过他，儿子就说了句："我看到爸爸都哭了，就知道一定比较严重了。"这就是孩子，简单、纯真而又充满着睿智。

说完儿子，还想说说我的爸爸妈妈，都是快 70 岁的老人了，在自己的女儿遇到这样的事情时，一直都表现得很坚强，是我身后最坚定的支撑力量。我现在一直都记得确诊当天妈妈对我说过的话。妈妈说："我几十年的风雨都过来了，我不相信这个事情能够打倒我们，没事的，女儿。"那一刻，我感觉心里踏踏实实的，突然觉得即将遭遇的并不是那么可怕。化疗期间，爸爸因为留在老家照顾即将高考的外孙女，所以就由妈妈一直在杭州陪伴着我。杭州的冬天异常冷，可妈妈每天凌晨 4 点就起来给我熬骨头汤，为我熬升白细胞中药，红枣打磨成汁，既要照顾我，还要照顾我们全家人的饮食起居。妈妈真的是非常辛苦，可是为了女儿，从不言累，只要我好好的，她就开心。这就是母亲，一位平凡却伟大的母亲。

最后，说说我的老公，是这个男人，一直陪伴在我身旁，陪我直面眼前的风风雨雨。如果说孩子和父母都是在我身后支撑我的坚定力量，那么老公，应该就是一直与我肩并肩陪我升级打怪的战友了。有时候想想，真的觉得这就是生命中最美好的事：两个毫无血缘关系的人，义无反顾地走到一起，成为彼此生命中最为亲密的那个人，而我们的孩子，成为更加紧密联系彼此的纽带。所以，即便生活中依然还有烦恼，依然充满未知，但心是坚定的，爱是执着的，努力地往前走，不留遗憾！

康　复

作为雌、孕激素受体阳性的患者，手术和放化疗结束之后，我便开始了至少长达 5 年的内分泌治疗，但这种治疗副作用不大，并不会影响我的正常生活，所以，我的康复期生活也算正式拉开了帷幕。

康复期我面临的第一大问题便是减重问题。治疗期间我的体重长了足足 25 斤，这 25 斤的肉对于个子不到一米六的我来说那是一种多大的摧残啊！我本身就是一个比较注重外在形象的人，每每看看自己，再看看那严重偏小的一大柜子衣服，我真感觉有点欲哭无泪。此外，对我们这种疾病类型的患者来说，维持正常体重对保证良好的预后非常重要，所以我下定决心要减重。可是，想要减重，我却不知该如何着手，因为我面对的是经受放化疗摧残的身体，节食、针灸或拔罐，所有对别人可能有效的减重方法我都不敢轻易尝试。别无他法，索性不管它，我开始执行我总结出的一套健康的生活方式。

在这套健康生活方式中，第一重要的就是体育锻炼了。从 2017 年 5 月，我便开始每天跟着爸爸快走。老父亲快 70 岁了，坚持快走已经 5 年有余。作为一名老党员，爸爸做事有恒心、有毅力，一年 365 天，几乎天天快走，从不间断。刚开始的时候，我走路气喘吁吁，每次都是远远地落在爸爸后

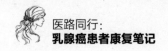
面，但锻炼至今一年半，我现在快走加小跑，早已经能跑在爸爸前面了。运动带给我身体的变化是显而易见的，而运动带给我精神上的愉悦更是其他任何事不能比拟的：当你感受到身体越来越强的时候，你的内心一定会充满喜悦，你对未来一定会更加有信心；此外，从坚持快走我第一次知道，原来我也可以成为一个有恒心、有毅力的人，这可真的是完全颠覆了我过往对自己的认知啊！

其次是饮食。饮食中我开始以杂粮为主食，黑米、燕麦、大麦仁、糙米、小米和玉米渣等各种杂粮混杂在一起，变成了我每天餐桌上的必备品。然后，大量的各式水煮蔬菜，仅以一点亚麻籽油和食盐拌之，也成了每顿必享用的"佳肴"之一。红肉类食品我几乎已经完全不吃了，主要以吃家禽和鱼肉为主。此外，两餐之间我都会吃至少 3 种以上的水果，零食几乎完全不碰。我到现在都能回忆起这样的场景：我把几种水果削片放到盘子里，然后拿着叉子，坐在卧室的飘窗上，晒着暖暖的太阳，一片一片地慢慢品味着香甜的水果，幸福感油然而生。真的，如果经历过那段任何美味的东西都难以下咽的日子，你会感觉现在的生活能时时刻刻让你触摸到幸福。

就在这样日复一日的生活中，我的体重慢慢就下来了，大概 5 个月的时间，我已经把后来增长的 25 斤减下去了，同时我的精神状态也越来越好。此外，困扰我多年的严重便秘也好了，每天一次大便，这可真是我的意外收获。要知道，我以前便秘时，四五天一次大便是常事啊！这种生活也让我更加深刻地明白了一个道理：你如何对待自己的身体，身体便如何回馈你！

最后，我想说说家庭关系。家庭的和谐对身体的康复至关重要，因为它会给你带来好心情，尽管康复期的家庭生活中依然还会有困扰，还会有鸡飞狗跳、电闪雷鸣，但整体来说，因为这场疾病，我们每个人都比以前更懂得克制了，都更加知晓如何去爱一个人。爱人与被爱，不正是生活中最美好的事情吗？因为爱，我们更加勇敢，更加宽容，更加无惧！

写在最后的话

在许多类似故事的结尾，常常会有感谢疾病之类的话，因为疾病让我们放缓了脚步，懂得了感恩，更加了解了生命的意义。可是，同菠萝的年轻朋友互助群里很多其他朋友一样，我打心眼里不愿意感谢疾病、感恩苦难，不管它教会了我多少道理，让我变成了多勇敢、多自律的人。我只是，在生活逼得我无处可逃的时候，怀着兵来将挡、水来土掩的态度，勇敢直面、奋勇抗争而已。我相信，那些打不倒我的，终将会使我变得更强大，我的未来依然无限可期！

附记：生病那年，小女儿还小，因为自己身体状况不佳，治疗期间暂时没有放在身边。所以在记录自己的生病历程时，没有提及小女儿。但是治疗一结束，便恢复了和她一个屋檐下生活的日子。想单独对我的宝贝说声谢谢，谢谢她的乖巧与懂事，谢谢她带给我的温暖与喜悦，谢谢人生之路有她相伴！妈妈永远爱你！

（本文作者：忻悦妈妈）

你好，肿瘤君

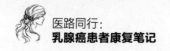

我一直以为癌症是个离我很远的词，直到我妈妈和它"打上交道"。

妈妈一直是个生活很规律的人，饮食清淡，生活习惯健康，不吸烟不喝酒。我从来没想过她会生什么大病，更别说是乳腺癌了。依稀记得有一次我和妈妈去按摩，按摩的小姐姐说妈妈乳房有肿块，我不以为意。那时候我常常听妈妈说自己是乳腺增生，经常自己买些疏通乳腺之类的药物吃，去菜市场买菜也会问问别人有什么法子，然后自己熬些中药喝。乳腺增生，听起来多么普遍的小毛病，我没想太多，也没留心眼儿，觉得对于女人来说这再正常不过了。直到 2018 年 9 月的一个晚上，我接到了爸爸的一通电话。

爸爸在电话里说，他今天陪妈妈去医院做了 CT 检查，医生说妈妈可能得了乳腺癌，建议尽快住院，妈妈反应很激烈，不愿意配合，爸爸让我多劝劝。我整个人都呆了，妈妈的 CT 检查报告：右乳高度怀疑乳腺癌 BI-RADS① 5 级。我对妈妈说去医院看看吧，必须接受正规的治疗。妈妈不同意，坚持说不就是身体里长了个不好的东西，她自己调理调理，吃着吃着就散了，还说乡下很多人去医院然后没过多久命都没了，医院是个"吃人"的地方，甚至质问我是不是想"害死她"。我很无奈，想起了小我 5 岁尚在读大学的弟弟，妈妈最听弟弟的话了，让弟弟回家一起劝劝她。

刚得知这件事的时候我整个人都是蒙的，不敢相信也不愿意相信，拼命搜 BI-RADS 5 级的含义，盼望着妈妈是那小概率的良性，盼望着一切不过是虚惊一场。第二天我看到爸爸在群里分享了一个不知名的中医诊所，他说是听朋友介绍的，可以去看看中医调理一下再说。我当即不同意，坚持要去正规医院接受专业治疗。幸好我和弟弟的劝说有用，我们陪着妈

---

① BI-RADS：乳腺 X 线临床影像学诊断术语，分 0 ～ 6 级，0 级为正常，6 级为病理确诊恶性肿瘤，级别越大，恶性程度越高，5 级表示高度怀疑恶性肿瘤。

妈去了中山大学肿瘤医院。

第二天的情况并没有更好，外科医生看了妈妈的情况很生气，质问她为什么在广州这么好资源的城市要耽误到现在才来。他说肿块太大了，没办法手术，必须要先化疗把肿块缩小，才有手术的可能。而化疗内科的主治医生看诊后，也质问了同样的问题。我才知道，原来妈妈乳头内陷，皮肤都溃烂了，伤口还在流血，因为一直不怎么痛所以她没有在意。后来我回忆，那时候妈妈说手酸痛，抬不起手，可能也是因为淋巴结有转移了，肿块压迫了神经。

内科医生制定了检查方案，便于清楚了解病情。那一周我们都在做检查、等待检查的结果，CT、MRI、穿刺、彩超、骨扫描……妈妈常常在医院一待就是一天，她情绪很差、很低落。医院人很多，等待很折磨人，她非常讨厌医院。

大部分的检查报告都出来了，肺有结节可疑转移，骨多发性转移。万幸的是病理报告中 ER 和 PR 都是阳性高表达 98%。ER 和 PR 高阳性比较适合进行内分泌治疗，数值越高肿瘤对内分泌治疗越敏感。了解了这些信息后我本来是抱着很乐观的心态来医院的，可是医生跟我说情况并不乐观，因为有其他地方转移，已经不适合手术了，如果 HER2[①] 是阴性，则会比阳性少一种靶向治疗的手段，治疗效果一般，平均生存期在 1~5 年。我微笑，假装很坚强，并且告诉医生，不要把转移的情况告诉我爸妈。我控制情绪跟爸妈说情况不错，是坏情况中的好结果，很常规的类型，很多人都治愈了。为了给后续化疗做准备，我选择给妈妈安装了输液港。我人生第一次签患者情况知情书：同意。那天爸爸和弟弟陪妈妈做输液港安装

---

① HER2：人表皮生长因子受体 -2，乳腺癌基因之一。HER2 基因是临床治疗监测的预后指标，也是肿瘤靶向治疗药物选择的一个重要靶点。

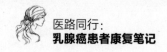

手术，而我在回公司的路上，眼泪一直流。医生说危险的话生存期就只有一年，我不信，妈妈现在其他情况都好好的，怎么会只有一年的时间了呢？我不停地查资料，了解 HER2 阴性和阳性的区别。期盼着妈妈 HER2 检查是阳性，适合做靶向治疗，让妈妈再陪我久一点。

晚上我在医院陪着妈妈。她真的很害怕，害怕医院，害怕痛。她是那么爱笑的一个人，现在满脸愁苦。她问我可不可以不手术，那种神情像极了小时候我问她可不可以买玩具。我说："好，只要你乖乖熬过这几次化疗，情况好转我们就不做手术了，回家好好调理，不让它恶化。"她点点头，叫我不要骗她。是啊，其实都没手术的机会了。

病理结果出来了，HER2 阴性，我很失落，脑海里都是医生所说的快则 1 年、慢则 5 年的结果。

从接受噩耗到期待情况没那么糟糕再到接受噩耗，起起落落。我们来到这个世上为什么要经历这么多苦难和悲伤呢？我知道这一天总会来，可妈妈还年轻，还没看到我结婚生子，这一切的一切都来得太快了。听了很多别人抗癌的故事，有奇迹，有逢凶化吉，常常也渴望这会发生在我们身上。可是并没有。一切一切，拖得太晚了。我很想责怪，责怪妈妈讳疾忌医耽误病程，又责怪自己没有好好地关心妈妈。

护士帮妈妈清理输液港的伤口，换药。妈妈说好痛，她可不可以做一个逃兵。我说："妈妈呀，生孩子十级的痛你都承受过了，这点算什么呢？"她说生孩子不同，就痛一瞬间，过后是很幸福的。我问她："那治疗可以活 20 年，不治疗只能活 1 年哦，你选哪个？"她说选 1 年。我坚定地摇摇头："不行，你还要帮我带孩子，不许随便放弃。"

医生找我谈治疗方案：二阳一阴，luminal B1 型乳腺癌，TX 治疗方案——多西他赛＋卡培他滨（希罗达），姑息化疗。医生说这就是目前最适合的方案了。治疗的目的就是延长生命，提高生活质量。签完治疗同意书，我觉得舒了一口气，累了，就这样吧，都结束了，看妈妈的造化。但对妈妈来说，她的治疗才刚刚开始，化疗的痛苦是我们无法想象的。因为第二天才开始化疗，所以她今晚可以回家住。妈妈开心地收拾东西回家了，健步如飞。一切如她所愿，不用住院，不用做手术。听到不用做手术她真的很开心，她说相信自己可以控制病情的。那就这样吧，妈妈，我也相信你。

学会和肿瘤君相处

2018 年 9 月 27 日是妈妈开始化疗的第一天，从上午 9 点半到下午 4 点，一直在输液。我也没闲着，就在旁边一直陪妈妈说说话，安慰她。因为要注射抑制骨破坏的药物唑来膦酸，所以爸爸隐约知道妈妈的癌症有骨转移。但我告诉爸爸，这些都是很正常、很普遍的，还是很初期，我们要提早预防。而妈妈问起为什么打增骨针，我则告诉她是补钙的，预防而已。她就相信了，觉得那是好东西。化疗的第一天并没有什么感觉，只是身体有点累，妈妈回家睡了一觉，晚上胃口很好。因为做完化疗身体会变差，所以我们全家都格外注意妈妈的身体，不能吃有激素的肉，少吃红肉，吃鱼要吃带鳞的，吃水果要削皮，不能吃西柚，多补充维生素。

刚开始化疗其实身体还没有出现太多变化，妈妈还是正常的生活，早起做早餐，如果累了就休息。我们则开始变得小心翼翼起来，呵护妈妈

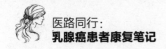

的情绪，观察她的喜怒哀乐，尽量满足她的小需求。爸爸负责在家照顾妈妈的起居饮食，他真的变了很多，大男子主义的他，几乎从不做饭、做家务，可是妈妈患癌后，他开始学炖汤、做菜。一个男人的责任心和爱意，此刻再也掩藏不住了。我和弟弟则负责照顾全家的心情，帮助爸爸分担家务活。我们相信，只要齐心协力，保持乐观的心态，一定能感染妈妈的情绪，让她勇敢对抗病魔。

随着化疗药物慢慢起效，妈妈开始变得虚弱，抵抗力开始下降，很容易感觉到累。因为服用希罗达，骨髓抑制严重，所以不能打长效升白针，只能每隔几天就去医院查一次白细胞，如果白细胞低，就要打短效升白针提高白细胞水平。妈妈很配合治疗和饮食安排，每天早上都吃五红汤，晚上就喝猪骨炖花胶汤补身体，提高免疫力。

妈妈对于味道很敏感，动不动就说想吐，连炒菜的味道都闻不得，还常常说吃不下。不过幸好，妈妈还是高喊着"为了生存"拼命把食物往下咽。但渐渐地，妈妈的食欲开始下降，脾气开始暴躁，有时候会埋怨为什么安装输液港，为什么要弄个伤口出来（因为考虑到右乳可能要手术，所以输液港安装在了左边）。记得有一次，爸爸为妈妈特意做了一道菜，结果妈妈说不想吃，想喝粥，爸爸二话没说就去煮粥了。有时候爸爸炖了好久的汤，妈妈却发脾气一口也没喝。可怕的是，这一切只是刚刚开始。我和弟弟就只能私下安慰爸爸。我说："爸爸呀，你受委屈了。"爸爸说："再让我受委屈 50 年，我也甘愿。"后来妈妈回房间睡，大声叫着爸爸，我问妈妈怎么了，她说想爸爸进去帮她揉揉手。我说我来，妈妈非要爸爸来做。唉，子女一场，也许在妈妈心中我们依旧是孩子，在我们面前她想尽量刚强。可是在爸爸面前不一样，她可以发脾气，可以撒娇，丈夫是她心中最强大又最亲近、最可依赖的人吧。不得不感叹伴侣关系的伟大。我总觉得父母那一代的爱情太内敛了，往往藏在琐事里、藏在孩子中，可是当听到爸爸那句50年后，我觉得这就是爱吧，只要你在，只要你陪我，我就知足了。成年人的爱情，可能不再是轰轰烈烈的心动或享受被爱的索取了，还包含那隐藏在冰山一角的爱意下深如大海的责任。以前我总觉得要找一个很爱很爱的人，这样才甘愿洗手作羹汤、相夫教子。我也总看不懂那些老奶奶或者老爷爷推着轮椅上的老伴一起散步的心情。现在我慢慢懂了，有时候当下的爱有多深刻真的很难权衡，但也许陪伴才是最长情的告白。

虽说妈妈整体来说感觉都还可以，就是有些乏力，胃口变差，但她意志却始终不坚定，觉得化疗很辛苦，宁愿去相信那些所谓医治了很多疑难杂症的"野中医"，觉得喝中药慢慢调理也行。那段时间我常常搜集各种信息，查找经过科学治疗而痊愈的案例给妈妈，增强她对科学治疗的信心，同时也跟舅舅沟通，让他多给妈妈些鼓励，多给她灌输科学治疗的必要性，让乡下的亲戚不要动不动就提乡下的神医了。我告诉妈妈："诺贝尔奖获奖者的研究就是跟癌症有关的，其实全世界都在陪你打这场战役。你也要有信心好吗？不要做逃兵。"

有些人化疗了好几次才开始掉头发，可是我妈妈在第一次化疗后就开始掉头发了，化疗了3次后头发基本上就掉光了。妈妈是个很爱惜头发的人，从我记事起她就只留长头发，喜欢去理发店洗头做个美美的造型，可想而知掉发这件事让她多么难以接受。于是我常常安慰妈妈，毕竟掉头发是化疗里最不辛苦、最不痛的副作用了，病好以后长出来的头发会更黑更浓密。妈妈刚开始掉头发的时候，每天醒来就会看见很多头发留在枕头上，后来一梳头就大把大把地掉。不过幸好，妈妈还是接受了戴假发。妈妈常常问我，有没有更好的药能够不掉头发。我只好跟妈妈说，戴假发可以想要什么发型就有什么发型，想要什么颜色就有什么颜色，长的、短的、

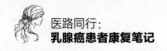

波浪的随心换。

是的，一切都只是刚刚开始。如果现实太残忍，那不如畅想一下美好的明天，畅想几年后我们一家人的样子，全家一起开心聚餐的景象。我牵着老公，妈妈抱着我的孩子，我们一起回忆几年前全家人齐心协力对抗癌症的场景。我们笑妈妈总是发脾气，爸爸假装当年受了很多委屈，一家人和和美美的。而现在，爸爸的快乐来源于妈妈多吃了几口饭，我的快乐来源于爸爸的快乐和妈妈的快乐。希望全家人齐齐整整、开开心心，顺利渡过这次难关吧。

这不是一个人的战斗

人们常常谈癌色变，因为听到太多癌症夺去生命的悲惨故事。我们打心眼儿里惧怕这个人类尚未攻克的难题。要接受患癌这件事是需要时间的，而癌症的治疗过程也相当痛苦，这不是患者一个人的战斗，这其实是一个家庭的战斗。患者常常会恐慌，会意志不坚，作为家人的我们必须要多陪伴她，多鼓励她，告诉她要相信自己，要相信一切都会好起来。可是事实上，要接受自己最亲的亲人患了癌症，又谈何容易。

刚开始的那段时间我常常上网搜各种关于癌症的信息，上知乎、豆瓣和知网，看各种帖子，除了查找一些乳腺癌相关的文献，也会搜诸如：乳腺癌晚期最长活多少年这类不切实际的问题。在各种病友群或者论坛里，我不停地问，不停地看，渴望获得一些有用的乐观的信息，也渴望从别人的故事里获得一些慰藉。癌症很可怕，在于它的变化莫测、因人而异，但也恰恰如此，让我常常幻想，会不会在妈妈身上的癌细胞就没这么凶恶呢？最近看了一个故事，一个年轻的乳腺癌晚期妈妈，她说她只有一个奢望，就是陪自己的孩子到18岁。多么平凡的希望，可却是她的奢望。每当我忍不住埋怨老天的不公时，我就会想想众生皆苦，比我更难过的人比比皆是，我又为什么要自怨自艾呢。我25岁了，妈妈陪伴了我25年，作为家庭主妇的她一直都在我们身边，尽心尽力，细致妥帖。也许妈妈能教给我们的东西不多，可是她却给了我们很多的爱，这就足够了。我也常常鼓励自己，鼓励家人，也许上天把这苦难安排给我们家，是希望让我们家做一个表率，让我们打赢这场战役，告诉更多的人，癌症没有想象中可怕！

　　当然，除了经常自我宽慰、自我打气外，我也认识了一些新的朋友，相互取经、相互取暖。在妈妈做穿刺那天，我认识了一个和我年纪相仿的女孩，她可能是上天派来陪伴我的小天使吧。她很乐观、积极，即使她妈妈的情况也不好，但她相信科学，相信人类的伟大。我们互相加了微信，分享疾病的资讯，也分享心情。每当看到与癌症相关的新闻和信息，我们就会相互分享，共同了解，也会分享一些生活中听到的积极例子，为彼此注入正能量。后来在妈妈化疗期间，我加入了医院的乳腺癌病友群，也认识了一些和妈妈同病相怜的朋友。看她们吃什么、身体有什么状况，然后跟妈妈分享，或者给妈妈打思想预防针，告诉她这类情况很多人都会发生，不用担心。乳腺癌群里的病友们都很亲切，有的年纪很大，有的还很年轻。大多时候大家是分享病情和食谱，也有些人会相约一起聚餐、旅游，彼此做个伴。分享两个在群里看到的励志故事：一个乳腺癌患者平安生活了14年了；还有一个乳腺癌患者19年前切除病灶，6年前出现脑转移和骨转移，可现在依然平安活着。真的很谢谢这些故事，希望妈妈也能成为鼓励别人

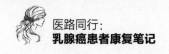
的励志例子，也希望妈妈化疗的副作用少一些，别太辛苦。

从那时起，每度过一天都让我心怀感恩，感恩一天又平安地过去了。感恩活着的每一天。感恩上天虽然让我经历了这个苦难，却也带来了很多善良的人陪我渡过这次劫难。有人可倾诉，有人来陪伴，有人来鼓励，有人来相助。感恩！

最痛苦的时期

如果要我回忆妈妈患癌最痛苦、困难的时期，那一定是最初的那段时间。那是一个从无到有的心理建设过程，在一次次检查中确诊然后失望，在一次次期盼中灰心，那种发现死神越来越近而你无能为力的感觉，让人感觉到恐慌甚至生无可恋。而当一切都趋向有了定论，按照医生的安排去做的时候反而内心开始踏实起来，虽然不知道治疗结果如何，但总比什么都不做来得安心。

其次的痛苦时期便是前 3 次化疗的时候，刚开始化疗，大家其实还没摸索出妈妈身体的规律，还会因为白细胞没达到标准值而慌张，经常跑医院查血常规打升白针，又很担心升白针对身体不好。刚开始我也特意跑香港去买提高免疫力的速愈素，但可能因人而异吧，我妈妈很讨厌那种味道，后来都没喝，基本是坚持食疗，吃五红粥喝补汤，但白细胞还是上不去，平均一个疗程要打两次短效升白针，每次要连续打两天。不过渐渐地，我们发现了一些规律，妈妈基本上就是化疗后的第七天左右要打一次升白针，然后在准备下一次化疗的前一周去打一次。而妈妈也对自己的身体有了更深的了解，她发现如果自己很容易累的话，应该就是白细胞水平不合格了，于是我们也根据这些规律去复查血常规，避免经常查血常规让妈妈不舒服。回想起来其实也还是很幸运的，妈妈还是挺争气的，一直以来其他指标都比较正常，有时候肝功能异常，吃些护肝药指标也会降下去，化疗一直都比较顺利。

妈妈的前3次化疗是联合化疗，即多西他赛＋卡培他滨（希罗达）。随着希罗达毒素的累积，妈妈在完成第三次化疗后出现了四级的手足综合征。当时的情况其实挺严重的，妈妈出现了全身脱皮换指甲的状况，到医院看医生的时候脸上也发红脱皮。当时医生说出现这种情况应该马上停药，但我们没这些意识，还是把那个疗程的药吃完了。医生说希罗达手足综合征的情况还是很常见的，有些人甚至会指甲脱落起水泡，但很少会出现我妈妈这种连脸上也脱皮的情况。后来在教授的评估下妈妈停用了希罗达，改为单药多西他赛治疗。

那次的方案调整让我有点担心，因为在联合治疗的情况下，第一次CT复查肿瘤缩小了1/3，情况非常乐观，我很担心停药以后治疗效果不好。我会追着医生发问，问单药治疗的情况如何，但医生说是因人而异。他跟我说，不要太激进了，现阶段治疗的本质目标是延长寿命让患者舒服，提高生活质量。是啊，我太着急、太急功近利了，忘了治疗目的了，如果肿瘤虽然缩小了，但是妈妈很痛苦、很虚弱，那不是得不偿失吗？既然这是医生的决定，我们就应该配合治疗。让人高兴的是停了希罗达后妈妈化疗的副作用小了很多，身体没有那么虚弱了，而且因为停了希罗达，骨髓抑制的情况也没有那么严重了，因此妈妈可以打长效升白针了，这样就不用每周复查血常规。单药治疗的效果也比较喜人，虽然肿瘤缩小的速度没有

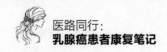
联合治疗快，但也在慢慢缩小，毕竟肿瘤越小缩小的效果越不明显，既然有效果并且妈妈没那么痛苦，那就当是慢性病一样，控制它，和它共存吧。

2019年春节，我们全家人一起去了珠海长隆旅行，那时候妈妈基本上已经适应了化疗反应，虽然容易疲劳，但还是很精神的。戴上假发的她和我们一起去看鲸鱼、企鹅，谁能看出她生病了呢？希望新的一年时间过得慢一点，生活过得稳一点，一家人和和美美、幸福快乐。

那些打不倒你的，终将使你更强大

2019年3月，就在妈妈准备完成最后一次化疗的时候，爸爸因为急性心力衰竭进了急诊，血压飙升至240（毫米汞柱）。那一晚我和弟弟通宵守在急诊照顾爸爸，中途爸爸因为血压无法降下去突然呼吸困难，情况变得很严重。看着抢救中的爸爸，我的腿一直发抖，内心不停祈祷这一定不是最后一面，爸爸不会离开我们的。上天真的太爱和我们家开玩笑了，设置了这么多苦难。我签了人生第一份病重知情书，那种手抖着签字的感觉我至今难忘。那段时间爸爸太累了，在几乎倾注了全部心力去照顾妈妈的同时也要承受经济的压力，本来想戒烟的他突然吸得更猛了，总是半夜3点多还不睡，身体每况愈下，现在因为要使用呼吸机住进了重症监护室。我很无助，一边是突然生病的爸爸，一边是需要照顾的妈妈。我对妈妈说："妈妈你要加油哦！现在我们要多多照顾爸爸了！"妈妈说："你不用照顾我，我可以自己照顾自己的。"坚强如她，为了吃得健康，她又开始了买菜做饭的日子，给爸爸炖汤，送饭，来医院与爸爸作伴聊天。

就这样，我们一家又团结一致渡过了一个劫难。现在回想起来，也许时机刚好，妈妈比较稳定了，我刚好离职，新旧工作交接期间在休假，所以那段时间能够更好地照顾爸爸妈妈。

眨眼一年就过去了，妈妈熬过了 8 个化疗疗程，也已经吃了几个月的内分泌药（戈舍瑞林＋阿那曲唑）。我们的心情慢慢放松下来，习惯了每个月去医院开药、打护骨针和复查 CT 的模式。平平淡淡才是真，平凡、简单是种幸福，确实如此。

内分泌治疗的副作用相对化疗的小很多，整个人的感受会好很多，没这么虚弱。不过妈妈的身体还是有些其他反应，例如不知道为什么只有半边脸流汗（后来发现是结节压迫神经所致）；常常感觉到膝盖很累或弯不下腰。这些莫名的状况会让我很担心是否发生了转移，每次在网上搜索相关资料信息都会让我心惊胆战，每次的 CT 复查就像是一次考试，查看检查结果的心情堪比高考查看分数般紧张。

妈妈的心态平和了很多，肿瘤的缩小、伤口的愈合都逐渐给了她信心，即使偶尔有人从乡下带了些草药给她喝，她也不会迷信乡下的神医，随意地煮来喝了。由于不清楚那些草药是否会影响药效，妈妈都没有喝过中药。她会看很多食疗药膳的书，选择吃些对自己身体好的食物，吃些五谷杂粮，保持均衡的营养，也会自己去散步，做做运动，泡泡脚，保持愉悦的身心。

治疗真是让身心、经济都备受折磨的过程。等待的时间总比看诊、治疗的时间长得多，有一次我陪妈妈从上午 10 点等到下午 1 点半才看完医生、开好药、打好肚皮针，别说妈妈了，我也很累。在医院总能看到人生百态，生病的小孩、年轻人和老人，总会有些让你心疼的人物出现。记得之前看到过一个小孩子，光头坐着轮椅，他爸爸像是工薪阶层，可能家境一般。小孩子在闹脾气，他爸爸说："我给你买个巧克力要不要？"小孩子撒娇说不要，他爸爸说："你真的不要吗？这个很贵的，要十几块钱！"于是小孩子点点头，立即把巧克力抱在怀里，害羞又甜甜地笑了。生活真的不容易，因为癌症会让一个家庭陷入无助之境。可是生活的苦总是能被一点点甜治愈一下，于是人们又能再撑一下。有时候看别人获得快乐这么简单，再想想自己，就忍不住想问自己是不是太贪心了，可这世界过得比我幸福、幸运的人又有那么多。

那天来医院看到一个成年人陪父母看病，因为等了很久搞不太懂流程，父子吵了起来，成年人说了句："陪你来这里，闻到医院的味道我都想吐。"哎，父母可能会心酸，也会内疚吧，谁也不想孩子承受这些，可是患者本身也是很难过的。自从妈妈生病以后，我就没再和她吵过架了，多一点谅解吧，每一个在一起的时刻都值得感恩。

在医院会看到很多让人心酸的瞬间：打完针被糖果治愈的小孩；因为乡音很重导致和护士交流困难，不知道如何获得帮助的一对老夫妻；说孩子忙、老公忙，说学校老师不靠谱所以延迟退休辛苦工作两年乳腺癌又复发的女校长；那些不懂怎么用 App，只能来回折腾的老年患者。哎，如果这个世界能够再完美一些就好了，让人们不再受到癌症的折磨吧。

2019 年 7 月，妈妈吃了 3 个月内分泌药后进行第一次 CT 复查，肿瘤的大小并没有像化疗时缩小的那么明显，甚至还出现增大一点的迹象，但整体评估还属于比较稳定的状况。我想应该是妈妈对于药物的反应还不灵敏，药物积累的量还不够，于是宽慰自己不要过分担心、过分焦虑，我们要学会放平心态去和肿瘤君和平共处。如果生存期不止 10 年，那这偶尔的小波澜又何必介意？

　　然而，2019年10月第二次的CT复查结果仍没有带来肿瘤缩小的消息，我们当即去咨询了教授。目前来看肿瘤是在缓慢生长的进程中，这让我们很担心。初步评估后，教授建议我们使用乳腺癌HER2阴性类型最新的靶向药物CDK4/6，但治疗的价格相当昂贵，光是靶向药每个月就要2.9万元，并且由于是刚上市没多久的进口药，还不能使用任何医保报销。这样一年累计下来就要40万元，这对于我们家来说是难以承受的，可紧接着教授跟我们说，医院目前有一个临床试验组，是国产CDK4/6的第三期在招募患者试药，治疗方案是国产CDK4/6+氟维司群的联合治疗，周期是两年，治疗的费用是减免的，目前还有最后一个名额，问我们是否愿意进组。经过一番纠结、商量后，我们决定试一下。临床试验进组的选拔很严格，妈妈需要重新做一次全部的检查，包括PET①、骨扫描、CT、MRI和各种血液化验等，一切又像回到了一年前，一个轮回，一个新的开始。

　　于是本来以为能吃药控制病情平稳度日的我们，又迎接了新一轮考验。新的变化带来了新的希望，也让我们陷入了对未知结果的恐惧。但因为有了第一次的经验，这次我们平和了很多。怀着希望的心，期待这一切是幸运的，期望这次治疗会带来好的结果。谁又能说奇迹不会发生呢？生命是一场和时间赛跑的旅程，希望科学的发展能快些，让越来越多的药物被发明出来，让癌症被彻底控制甚至治愈吧！

　　妈妈曾经是个很执着的人，对于一些小事喜欢放在心上，很在意别人对她的看法。但经历了这次重病之后，她整个人也开始变得乐观起来，学会了释怀，喜欢上了唱歌，喜欢逛某宝"买买买"，以前省吃俭用买东西要想很久的她学会了为自己而活，爱吃就吃、爱买就买，让自己开心！人生在世，除了生死都是小事，那些放不下、看不开的，都放过自己吧。

---

①　PET：positron emission computed tomography，正电子发射型计算机断层显像。

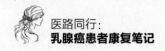

人生真的有很多精彩的事，多展望美好的未来，学会把握当下，把不开心的忘记。一辈子很长，一辈子也很短，生命很顽强，生命也很脆弱，选择如何活出人生的精彩，是我们可以把握的。上天既然选择了我们经历这样的苦难，我想大概是因为我们有什么过人之处吧，愿我们都身体健康，愿我们不会被轻易打倒，即便摔倒了，也能很快站起来继续勇往直前，勇敢地走出自己人生绚丽的轨迹。感恩！

（本文作者：陈肉莹要健康）

单亲妈妈抗癌记 ①

① 文章部分内容首发在公众号"愈路"上,这是一个科普的公众号,感谢病友 MQ 对文中科普信息的贡献。

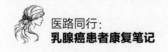
我是一位单亲妈妈，也是一名曾经的乳腺癌患者。

目前我已经完成了治疗，想与广大病友分享一些在治疗过程中的收获和感悟，希望大家可以一起战斗。

凤凰涅槃，浴火重生

治疗结束已经满半年，我的身体操作系统经过不断升级改造、打补丁，目前运行稳定，甚至稍胜治疗前一筹。具体表现在：

1. 体感

治疗前虽然坚持健身减肥，但是由于熬夜、不注重营养均衡等，体能不算好。

结束治疗后，作息基本控制正常，晚上 11 点前尽量睡着，早上 7 点准时起床。在网上买了范志红老师的《吃出好身材》，按照菜谱，做一些简单易行的菜肴。在健身房进行针对性锻炼，目前体感良好，经常会忘记生过病这件小事。

敲重点：最重要的是睡眠，每晚睡眠充足会保证有充沛的体能。我拥有好睡眠的前提，一是白天有一定的运动量，二是拥有良好的人际关系，三是工作上有成就感。假如你因为药物原因睡眠不好，可以考虑向医生求助，获得专业的指导。另外，自从生病后，我开始舍得花钱去买一些比较好的课程，比如丁香妈妈、得到等，专家老师们花费心血研究出来的成果，可以花钱买到，可以走捷径去提升自己，真的是很划算的事情。

2. 心理

经历过对死亡的恐惧、对生存的渴望，心理承受能力强大了不少。与极致恐惧交锋时，往往是两个结果，一是战胜它，变得更加强大；二是被它战胜，身体也被战胜。刚得病时看过一本书，写的是某位医生知道自己患癌后很快去世了，死亡原因不是肿瘤，是心力衰竭。

我能战胜恐惧，得益于两个条件。

一是因为身边有一个心大的妈妈。举两个小例子：第一个，我正在待确诊时，刚好老妈有同学组织自驾游，老妈建议，外孙女先给她儿媳妇（也就是我的弟媳妇）带带，她去旅游回来，我的检查结果刚好出来。第二个，在我手术做完当天，晚上负责看护的老妈睡着了，还打呼噜，我忍着术后疼痛通宵看输液进度。哈哈，虽然看起来我有点像是捡来的，但是乐观的妈妈真的能减轻我的心理负担，治疗全程我只需要配合医生做好治疗，无须再去担心、安抚家人，现在治疗结束了，老妈又开始支使我做这做那，我经常得到的暗示就是自己现在已完全恢复，依然可以守护家人。

作为家属，建议在照顾患者时，不是说要做到感同身受，想去替患者受苦，而是先照顾好自己，乐观一些，接受事实，尽力而为就好。关于陪护，推荐一部法国电影《触不可及》，其根据真实事件改编，"如果我始终能看到你的好，如果我还能让你变得更好，为什么要施以那些居高临下的关爱与同情？不同情、不怜悯，我想这才是人性当中最高级的善良。"

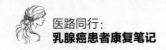

二是我花了很多时间、精力去了解跟我的疾病相关的知识，知道自己的分型目前有什么化疗药、靶向药可用，了解一、二、三线的治疗方式，清楚假如复发需要怎样面对。有了一定功底之后，我的治疗方案都是跟医生沟通、讨论之后决定的。人的一生，都是一个走向死亡的过程，不同的是到终点快一点还是慢一点。

3.工作

目前我的工作上了一个新台阶。结束化疗后一周我就投入了工作。生病前我并没有多少进取心，认为做好本职工作、过好小日子就足够了；生病之后，反倒激发了斗志，因为想让自己更具有社会价值，生命更有意义。我挑战了单位的一个空白领域，带领一个团队把这个领域从零建成一栋高楼，其他单位花两三年时间建设的项目，我们在一年内已经建得有模有样了，并且保证质量。单位上司经常在各种场合对我赞赏不已，在工作上给予最大的支持。生病前，我还是一个从未跟上司对话过的小兵。

4.生活

生病给予我的最大礼物应该就是感恩生活了。经历过生死较量才换来的生活，自然是倍加珍惜。放大每一个幸福的瞬间，与女儿的亲子时光，与父母的吃饭、谈心时光，与闺蜜的畅谈时光；也更能宽容与自己三观不同的人，不再那么在乎别人的看法，痛痛快快生活。经历过生死，目前的生活状态变得比以往通透。

治 疗

病理：浸润性导管癌（ER–，PR–，HER2+++）；

术前化疗（新辅助）：TCH（多西他赛＋卡铂＋赫赛汀）3周方案；

手术方案：保乳手术；

手术后化疗：赫赛汀一年。

2018年4月23日：确诊乳腺癌。

2018年5月11日：新辅助化疗开始。

第一次化疗，副作用是全身骨头、肌肉还有胃肠剧烈疼痛，胃口迅速变差，不能吃油的东西，一周后逐渐缓解。采取对策：最严重时保证能吃下食物，不管是否健康。开头几天吃咸萝卜、腌姜配白粥，少吃多餐；保证每天一个鸡蛋、一杯牛奶。胃口变好时多吃高蛋白易消化食物，比如海鲜粥。由于味觉减退，也有多次吃酸菜鱼、麻辣烫的经历。但是不管多难受，都保证每天散步半小时以上的锻炼，可以促使肠胃功能尽快恢复。

之后的化疗还经历了肠痉挛、血象不达标等副作用，每次副作用都在医生的指导下采取针对性的措施，比如肠痉挛严重时只吃肠内营养素，血象不达标时打升白针干预。对策得当，按时完成了化疗。

2018年7月8日：保乳手术。

确诊时医生给出的分期是ⅡA期，未有淋巴结转移。在术前跟医生沟通，手术时倘若前哨淋巴结阴性，符合条件就保乳。因此保乳是在医生评估安全的情况下决定的。术后用负压瓶吸积液，大概一周以后就拆瓶了，伤口恢复良好。听从医生建议，术后第二天就下床缓慢走路，第三天开始下楼环绕医院慢走。颠覆之前认为手术后要多卧床休息的认知，生命在于

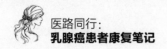

运动。

2018 年 10 月 7 日：结束第 7 次化疗。

为什么是 7 次呢？美国 NCCN[1] 指南乳腺癌 HER2 过表达，TCH 方案是 6 次，我所在医院医生平时使用的方案是 8 次，因为化疗的副作用，我内心是渴望 6 次结束的，跟医生协调多次，在第 7 次后结束了化疗，算是一个任性的决定。这里跟大家提个醒，毕竟医生更擅长治疗，当你信任你的主治医生，就坚定地跟他完成治疗，好的依从性会为你的治疗提供更好的帮助。

2018 年 11 月 20 日：开始放疗，30 次，部位包括右胸及腋窝。

放疗的副作用有胃口变差、头晕、恶心，并且随着次数的增加，皮肤由红变黑。听从医生建议，每天洗澡时放疗部位不沾水，睡前、起床后和放疗后均涂抹比亚芬（一种针对放疗皮肤保护的药膏）。皮肤没有溃烂，按时完成了放疗。比起化疗，放疗副作用小很多，治疗期间，我坚持每天上午上班，下午放疗。

2019 年 4 月 24 日：结束 17 次赫赛汀。

赫赛汀属于大分子靶向药物，我使用期间几乎没有副作用，医生最担心的心肌毒性也没有发生，到治疗结束心脏功能正常。我将之归结于之前良好的身体底子。运动本身有降低患癌的风险，即使不幸患癌了，有健壮的体魄，能帮助你更好抵抗副作用，更快恢复，增加生存概率。

---

[1] NCCN：National Comprehensive Cancer Network，美国国立综合癌症网络；其每年发布的各种恶性肿瘤临床实践指南得到了全球临床医师的认可和遵循。

新辅助化疗小常识

新辅助化疗（neoadjuvant）是指对于未发现远处转移的患者，在实施计划中的局部治疗方法（如手术或放疗）之前所做的全身系统性化疗，目的是使肿块缩小、及早杀灭看不见的转移细胞，以利于后续的手术、放疗等。

并且，新辅助化疗前、后的影像、病理检查可以帮助医生了解某些药物对个体肿瘤的具体效用。

新辅助化疗已广泛应用于早期乳腺癌的治疗。**所以，如果你即将接受新辅助化疗，不要担心，这并不是任何标志你的病情较重的信号。**很多早期患者在新辅助化疗之后，达到了病理完全应答（pathological complete response，PCR），意思就是在显微镜下，原本的病灶组织已经找不到任何的癌细胞了。

文中作者接受的 TCH 方案就是针对早期 HER2 阳性的乳腺癌典型的新辅助化疗方案的一种。更确切地说，当下国外应用更多的是 TCHP 方案，此方案多了一种药物 P，P 是指 perjeta（帕妥珠单抗）。帕妥珠单抗是与赫赛汀类似的针对 HER2 的靶向药物。临床试验证明，**帕妥珠单抗与赫赛汀联合化疗，相比于赫赛汀联合化疗，可以明显提高有效率（PCR 率）、延长生存期**。罗氏公司已在 2018 年 12 月在国内上市帕妥珠单抗。

感　悟

1. 战胜敌人最重要的武器是深刻认识、了解敌人

同理，这也是战胜恐惧的办法。

生病前我对癌症相关知识一无所知，直到 2018 年 4 月 23 日，这一

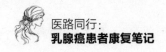
天把我的人生分成两半，这一天 B 超结果告诉我右乳有一个 3 厘米的占位，占位是什么东西？当医生的大哥一听检查结果马上让我到省肿瘤医院确诊。

省肿瘤医院的医生通过 B 超结果告知我高度怀疑恶性后，我开始了住院及一系列检查。

得过重疾的病友会知道等待检查结果的那种恐惧与绝望。在我有限的认知里，癌=绝症，确诊前还天天跑步健身减肥的我，明明壮得像头牛，感觉好的不能再好，怎么就得癌症了？孩子还待我抚养，父母之恩还未报，世界那么大，我还没有好好看一看。

一下子离死亡那么近，让人猝不及防。

又想着连买彩票都从未中过的我，会不会运气都在此刻积攒，给我一个良性的惊喜。每天白天都有检查，病理穿刺、B 超、钼钯、CT、MRI、骨 ECT①。有些上半辈子从未接触过的检查，一周内全做了。

夜晚辗转难眠，想得最多的是父母和孩子，特别是宝宝，还不到两岁，若没了母亲，她怎么办？我甚至遗嘱都想好了。难过、绝望却不敢表现出来，也不敢哭，因为是老妈陪在身边，我必须坚强。

思绪混乱了两三天之后，我开始了自救。我要清楚了解自己对手的底细，知己知彼，才能战无不胜。跟病友们提个醒，目前互联网上各种信息繁多、包罗万象、鱼龙混杂，甚至有很多不靠谱的治疗方式有可能还会被优先推荐，大家一定要擦亮眼睛，辨明真伪，去学习一些真正的科学知识。

我很幸运，我看到的第一本关于癌症的科普书是**菠萝博士的《癌症·真相：医生也在读》**，它是我用关键字"癌"搜索电子书时排名第一的书籍，看见那么多走心的评论，马上下单买来读。读完后，失眠了几天的我终于可以睡着了。

---

① ECT：emission computed tomography，发射型计算机断层扫描仪。

我知道，第一，我不会马上死去；第二，目前世界上的科学家们正在努力把癌症变为慢性病；第三，目前有很多主流、前沿疗法的效果很不错；第四，乳腺癌是预后相对较好的癌症。

读完第一本后，如饥似渴，我又抓紧时间马上拜读菠萝的《癌症·新知：科学终结恐慌》，比起第一本书，这本书让我更加系统、全面认识了癌症，从"小白"变成了略懂，知道了"美国抗癌登月计划"，知道了目前癌症谣言的前因后果，知道了如何预防癌症及治疗领域里的各种方法，等等。更重要的是，它终结了我的恐慌，让我更理性地去看待自己的疾病。书里面的内容既科学又简单易懂。之后空余时间里，我阅读了大量癌症方面的书籍，比如李开复的《向死而生》、凌志军的《重生手记》，等等。看着这些前辈们斗志昂扬地与癌症斗争，我有什么理由悲观、颓废？

另外，我也关注了关于肿瘤的一些公众号，比如"肿瘤瞭望""咚咚癌友圈""肿瘤""若初"等，大概知道了自己的敌人是什么样子。

2018年5月4日免疫组化结果出来，是个坏消息，HER2+++，不好的分型，在乳腺癌患者里占20%左右，较为凶险，预后不好。庆幸的是发现算早，分期为Ⅱ期A，有靶向药——赫赛汀（曲妥珠单抗）。因为了解，知道这个结果时我的绝望已经转化为斗志，并做好了打一场硬仗的准备，

☰ HER2 分型小常识

文中作者提到，HER2 阳性是不好的分型。

客观来说，的确如此。HER2 阳性或者强阳性的乳腺癌一般恶性程度更高、癌细胞增殖更快，病理分级更高（容易低分化），更容易在早期就出现侵袭周围淋巴结，预后不佳。

但是，重要的是**随着针对 HER2 的各种神药的出现，局面可以说被扭转了**。HER2 型患者的预后已经被显著提高，也有望继续提高。所以，未来可期，不必心虚。

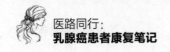
尽可能战胜它,争取陪女儿长大,陪父母终老。

在确定治疗方案时,我跟我的主治医生进行了探讨,我的肿瘤当时已经浸润到接近乳晕,如果马上手术无法保乳,可以做全切或者重建,也可以考虑新辅助化疗,再尝试保乳。老爸希望我尽快手术,全切,在他的认知里,把肿瘤切得越干净就越安全。而通过这段时间的学习,我知道目前在西方发达国家保乳手术是乳腺癌治疗的主流策略,很多三期甚至四期的患者都尝试新辅助化疗后保乳手术,在手术切缘干净的情况下,全切手术和保乳手术的预后是一样的,保乳手术不仅可以减少对身体的影响,更重要的是让患者感觉到身体变化不大,有更充足的信心去面对未来。

当时,广西医科大学第一附属医院的曾健教授对我说:"全切,是一个相对简单的手术,工作满两年的外科医生都可以做。但是,我们外科医生努力学习各种技术、提高技能,不仅仅是安全,更希望在安全的情况下,能让患者术后有更高的生活质量及更好的心理状态。"

我选择了新辅助化疗,并且在三疗后进行了保乳手术,手术很成功,术后两个月乳房变化不大,疤痕不明显,患侧手臂功能也已经恢复到术前水平,可以正常抱我的孩子,可以打羽毛球、乒乓球。

在此感谢曾教授精湛的技术,也感谢自己做了一个在可选择范围内最好的决定。

这不仅仅关系到保乳还是全切,实质上体现的是遵循患者的意愿。

经常有病友说,患者自己非常想保乳,但是家里人不肯,千般阻挠,七大姑八大姨都来出谋划策说某某保乳了,没过多久又复发了。最后病友妥协了,但是心里非常后悔、难过。

从科学角度来说,大量临床数据显示,对于不携带致病基因的患者,全切或保乳手术 + 放疗,对于患者预后没有统计意义上的区别。

从人性上来说，请各位家属尊重患者的意愿。无论你们是我的什么人，我自己的身体，最终是我说了算。

2. 抱团取暖，结伴同行

通过《癌症·新知：科学终结恐慌》关注了微信公众号"菠萝因子"，是我更幸运的开始。2018年5月我关注了公众号，6月初菠萝组建了第一个病友群。申请入群时还有一个小插曲，申请后我发现并没有收到邀请信，按以往的处事方式，因为入群人数只有100人，就会认为是自己没有被选上而已，之后不再关注。而这次，我认为这件事情值得努力争取，在"菠萝因子"后台留言，询问没被选上的原因。很快"菠萝因子"查询到原因是邮件投递不成功，于是通过另外一种方式让我加入了"菠萝的年轻朋友互助群"，从此，我就成为菠萝群中的一员。

生病之前我认为社会上最团结的群体是部队的战友群，因为一起吃过苦、流过汗，里面凝聚的友情是其他群体难以比拟的。生病之后，"菠萝的年轻朋友互助群"让我同样感受到了小伙伴们像战友一样的温暖和力量。

菠萝群友们来自五湖四海、各行各业，如果不是因为我们共同的敌人——"癌"，大家在生活里彼此都是陌生人，现在在这个大家庭里，每天分享抗癌心得、最新抗癌药物的信息和主流抗癌方法，并根据自己的经验回复有需要的小伙伴关于一些化疗及术后副作用、心理调节等问题。如今社会飞速发展、时间成本越来越高，但是菠萝群友们愿意费时费心帮助小伙伴进行问题解答，有时还要查询、翻译各种资料，仅仅因为，我们有共同的身份——抗癌战友。

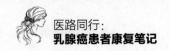

　　我永远不会忘记大家在我咨询病情时的热情回复；不会忘记在我化疗后出现严重的肠痉挛时，大家纷纷建言献策，提供了行之有效的办法，让我减缓了痛苦，顺利完成全部化疗；不会忘记一些知心小姐姐、小哥哥在日常里的陪伴及鼓励。术前我非常恐惧，是群里的小伙伴们，包括菠萝，给予我温暖和力量，让我勇敢地爬上了手术台。

　　我的治疗过程没有走民间神药、保健品等的弯路，主要也得益于菠萝群友们的科普。感谢菠萝为我们组建的这个群体，让孤单在抗癌路上前行的我们感受到集体的温暖和力量，不仅在身体的调养，更胜在心灵的陪伴。虽然目前仅仅是在线上的互动，但是相信在不远的未来，我们能够在线下加强联系，组织更多丰富多彩的活动：一起健身、旅行和读书，让战友们更加斗志昂扬地去战斗。

3. 适当示弱，放下不必要的自尊，学会接受他人的帮助

　　生病前，我是个非常要强的人，不愉快的事情都是烂在心里，只呈现乐观、自信的一面，在刚刚生病时，根本不愿意让朋友、同事知悉。

　　确诊以后，几个好朋友们特意开会做我的思想工作，让我放下戒备，去接受别人的关心和帮助，这样既有利于自己身体的恢复，朋友们也因为能帮上我而开心，这是双赢。我接受了这个观念，对之后的治疗起了巨大的作用。我接受了好朋友日常的帮助，在治疗过程中没有操心费用问题，专注于病症的治疗；我接受了领导的关心、帮助，因而有幸得到他的好朋友卢教授在治疗方面的帮助，卢教授带我咨询乳腺、影像和化疗方面的专家，为我确定最优的治疗方案，还在治疗后进行随访；我接受组织的帮助，化疗期间，我得以休病假积极养病，而同事们默默地接替我的工作，毫无

怨言；我接受家人的帮助，让家人帮忙照顾女儿和我的日常生活，让我更好地调节营养、睡眠和锻炼。

在此特别要感谢珊珊，你就好像我的亲妹妹，每一次住院都陪在我身边，从日到夜。你在病房里对我的照顾获得了我每一个同房病友的赞许，且不说寻常吃饭、洗漱以及与医护人员联系等方面，甚至照顾我术后不方便的事情，感谢你把我照顾得这么好，让我顺利完成一次次的住院治疗。

4. 结束治疗后的康复建设

康复期的建设包括身体和心理上的。

身体上的康复建设知识网上有很多，基本上都是要根据自己身体的状态加强饮食、锻炼和睡眠，要更加自律，去好好保养经受过治疗的身体。

我身体的康复治疗是这样进行的。由于放疗的副作用，右手臂会经常发麻，而且难以抬高，在前 3 个月里，我用打乒乓球这种方式来进行针对性的训练，事实证明效果非常好，右手臂功能基本恢复正常，抱孩子及日常提重物都不受影响，球技也有了很大提高，参加比赛还取得了好名次。坚持每天锻炼半小时，睡眠及体力慢慢恢复上来了，化疗药物对身体的影响越来越小，如果不是要复查，我甚至会忘记自己生过病。

建议在康复期的病友根据自身状况制定科学、规律的饮食和健身计划。

心理上的康复建设，相对而言更加重要。

一是要从心底去掉病耻感。得了重疾，但是通过治疗达到临床上的治愈，就跟感冒一样，治愈了就恢复正常了。我很坦然地跟一些同事谈起治疗，当有些人苦口婆心劝我这不能吃那不能吃时，我一笑而过，我就是正常人了呀，不需要特别的禁忌。

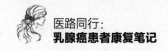

二是如果身体允许，尽快恢复正常的工作、生活。首先工作是我们收入的来源，对于家境不太好的病友来说，尤为重要；其次工作期间专注做事，可以减少闲暇时光的胡思乱想，也能提升社会价值感、自我认同感；三是工作能让我们扩大交际圈子，接受更多信息。

5. 单亲妈妈

单亲妈妈，是一家人的奥特曼，家人的幸福，由我来守护。

生病前，我觉得自己无所不能，一个人独立升级打怪，培养孩子苗壮成长。确诊后，看见邻床的病友倒在她爱人怀中痛哭流涕时，我也好想"愿得一人心，白首永不离"啊。生病以来，我大概只哭过一次，朋友们见到我的状态跟往常一样，佩服我的坚强。但若有坚实的肩膀，我也想卸去盔甲，躲在他的后面，管他风吹雨打、烈日骄阳。我不敢流露出一丝软弱，就是怕自己真的在身体上或者精神上垮了，我未成年的孩子会孤苦无依。

在最无助时，无数次鼓起勇气后拨通他的号码，然而在响铃一声后就赶紧挂掉，而他也颇有默契地没有回拨，不打扰，是最大的祝福。

想起每一次化疗前的锁骨深静脉穿管，还有手术后的剧烈疼痛，还好都过去了。

作为单亲妈妈，最害怕就是，假若未来有一天抗争不过命运时，我未成年的孩子没有可以托付之人。

如果可以，未来希望能够有一个他出现在我身边，与我共同面对生活的喜怒哀乐，一起品味生活的点点滴滴。我不会因为自己生过病就特别依赖你，也不会增加你经济上的负担，只希望我们是彼此欣赏的人，能够给平淡的生活增加乐趣，不负一生韶华。

6. 写给我的天使

我有两个天使：大天使妈妈和小天使女儿。

小时候父亲因为工作原因长期在外，基本上是母亲养育我长大，因为我是单亲妈妈，生病前也是她帮助我照顾幼小的女儿。在我生病的那段时间，一个60多岁的老太太同时负担起一个患者和一个小宝宝，她是一个很独立、很强大的妈妈。现在我康复了，鼓励她去做想做的事情，闲暇时光带着她去探索世界，与老爸合力在我家隔壁买了房子，给予彼此更多的独立空间。如今大天使学会网购，把家布置得温馨可人，我实现了梦想，在母亲家中吃饭，在自己家中生活。

小天使熙熙，是你让我享受为人母的喜悦。因为生病期间疏忽了对你的照顾，你反倒成长得更独立、善良和体贴。治疗期间未满两岁的你会体谅妈妈身上留置的穿管，在其他小朋友还只会在父母怀里撒娇哭闹的时候，你却学会了安抚妈妈，"妈妈，我帮你按摩吧。""妈妈，我买一个超级棒棒糖给你。""妈妈，我给你讲一

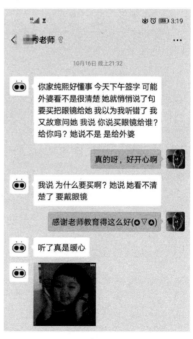

我与女儿的老师微信交流

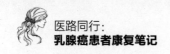
个故事吧，从前，有一个小红帽……"如今去了幼儿园，老师们都夸你古灵精怪，个子最小却很会照顾其他小朋友，也是老师的好帮手。每天晚上的晚安吻、稚气甜美的笑容，让我下定决心一定要好好陪着你，看你长大、读书、恋爱……

我是不幸的，年纪轻轻得了癌症，但我又是何其幸运，得到如此多朋友、家长的帮助，暂时战胜了敌人。

小伙伴们，我相信癌症即使没有办法痊愈，但是越来越多的新药出来，让越来越多人可以做到与癌共存，咱们要做的就是努力坚持，再辛苦也好好坚持，给科学家们多点时间，坚持到抗战胜利的那一天！一起加油战斗吧！

（本文作者：铛铛）

有效沟通是我得以治愈的催化剂

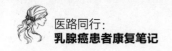

我叫舒兰，今年68岁。2019年9月23日，是我接受乳腺癌改良根治术后五周年的纪念日。最好的庆祝，是给我的主刀医生A主任写了一封感谢信，感谢他的救命之恩，感谢他在我康复之路上的诸多指点。

在我治疗期间，网络上流行的抗癌作品已经不少，影响较大的是李开复的《向死而生》和于娟的《此生未完成》，他们都是以个人经历为蓝本，感情充沛地写了自己的抗癌历程和深刻感悟。术后一年我复查良好，此时，我也萌生了要写一篇文章的念头。

写什么好呢？写我的经历？大多数患者都有类似的经历，不写也罢。写我的感情跌宕？我怎比得过那些作家、教授？最后我想，通过我的经历，写点更务实的东西。我可以写怎么随时采集有用的信息；遇到事情应该怎么想；想了之后应该怎么办；怎么选择适合自己的好医生；怎么与医生进行有效的沟通；沟通中有哪些要点和技巧；怎么让医生以最高效能为自己治疗；康复中出现的问题应该怎么办；防复发要注意些什么……

幸亏我写下了治疗日记，日记成为我写作的基础。写着写着，我收不住了，不仅写了治疗过程，还写了心路历程；不仅写了各种应对措施，还写了不少相关的知识。写好之后发到了病友群，我和大家开始了沟通。

什么是沟通？ 交流是个信息互换的过程，有意识层面的，也有物质方面的。沟通，则是通过交流，在人与人之间、人与群体之间通过思想与感情的传递和反馈，以求得思想上达成一致、感情上达到融通。

我们罹患了乳腺癌，无论在就医治疗中，还是在家庭生活中，我们都会与相关的人员发生接触。为了达到治愈的目的，我们就要和有关人员进行有效的沟通。

我将以自己的经历和体会，对"沟通"进行详细解析。

1. 沟通是采集有效信息的重要渠道

六年前我去做体检，这个项目是乳房彩超。左侧乳房仅检查了几下，右侧乳房大夫却检查了好久。我躺在那里看着天花板，耳朵却集中精力听大夫说的话。突然探头压在一个位置上不动了，我听见大夫对助手说："10点位置，高回声，1.8 乘 1.2，血供不好……"

我心里打起了鼓，看来乳房里面是长了东西。什么东西呢？乳腺增生？不对，不像是。记得去年那个彩超大夫就说过："你的乳腺全萎缩了。"我不解地问："我的乳房可不小哦。"大夫说："那里面全是脂肪。"现在是怎么回事？难道是脂肪里面长了什么？

没容得我再想点什么，就听见大夫说："好了，起来吧。"

有问题得抓紧问。我来不及细想就说出了口："麻烦问您一下，高回声是什么意思？血供不好，是好还是不好呢？"

"专业术语你也听不懂，告诉你吧，你的乳房里长了个东西。对这个东西来说，血供不好是个好事。建议你尽快去门诊就诊。我只能告诉你这么多。"大夫解释说。

只能告诉我这么多！言外之意就是还有更重要的信息没告诉我。我再问大夫："我有承受能力，您还是告诉我实情吧，若是癌……"

"你尽快地去看门诊吧，他们会根据情况给你一个明确的说法。"大夫答道。

我明白自己必须尽快就医。

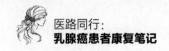

2. 与医生沟通时，想到什么就要说出什么

我去就医。年轻的大夫询问之后站起身来："请过来，给你查体。"

开检查单前还要先查体？

大夫只摸了几下，很快便找到了那个位置。我所以确认他已找到，是他在那个位置又很仔细地多摸了一会儿。

大夫回到了诊桌前，很认真地看着我："您需要做一个手术，把这个肿物切除掉。"

果然长了东西！我算是接受了这个建议："门诊做可以吗？"

大夫肯定地回答："不可以，要住院。"

我依稀记得，早年间我的一个同事也是乳房里面长了东西，门诊手术就做了切除。想起体检大夫说的那个数据，不过是个花生米大的小东西。我就问："这东西不大吧？为什么不能在门诊切除？"

大夫并不回答我的问话，态度还是那么肯定："必须住院做手术。"

我想到了什么就说什么："我不具备住院的条件。顺便问您一下，住院要几天？"

"可能三四天，也可能会长一些。"

三甲医院大夫就这么摆谱，一个小小的外科手术，还要患者住院做？我盘算了一下说："可以明年春天再来吗？我家里有实际困难。"

大夫紧盯着我，一点儿商量的余地都没有："没人陪你没关系，这里有护工。你应该尽快地来住院。"

我只得说实话："我老伴是脑梗后遗症，自己不能独立生活；我孩子正在怀孕。我……"

大夫看着我，目光清澈却非常坚决："你现在需要管你自己，你得记住我这句话——家里人的事你让他们去安排，你必须尽快来住院。"

我有点懵，更准确地说，我感到了问题的严重性。我想问，又不知道该怎么问；不问，心里又惦记着。看来我是长了肿瘤，一想到肿瘤，我的心一下子又提到了嗓子眼儿。

我看着大夫，大夫却拿过来了一张纸，自顾自地在写着什么，写完之后他发问："你的联系电话是多少？"我注意到了一个细节，他不是记在纸上，而是存在了自己的手机里。存储完毕，他还让我再重复一遍。奇怪啊，他存我的号码干什么？

收起手机，大夫把纸条递给我："我是 A 大夫，这是我的手机号码。你尽快地安排家里事吧，安排好了马上给我打电话，我好给你找床位。今天是周四，最晚下周一，到时候，你不找我，我找你。"

术后的组化报告显示，我的肿瘤组织学分级是恶性程度最高的三级。乳腺癌的倍增期是 40 天，已经发生了淋巴结转移，如果不能及时手术，继续扩大转移范围就是板上钉钉的事情。

我的坦诚换来了 A 大夫的执着，正是 A 大夫的这种执着，及时阻止了我的病情发展。

3. 把对医生的充分信任，在沟通时真实地表达出来

住院后，A 大夫来到病床前与我谈话。

他要离开时，我突然说："和您握一下手可以吗？"

"可以。"A 大夫伸出了他的手。

A 大夫应该感觉到了我的手心里全是冷汗。A 大夫的目光也非常敏锐，他看着我，我在做着最后的抉择，不是被动，是主动地迎接。

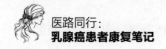

我深深地吸了一口气："A大夫，刚才您说生命比什么都重要，我从来就没想过这个命题，既然这个手术会与生命相关，我就把后半辈子的生命都托付给您……"

A大夫有点感动，他应该领会到了我对他的信任和希望："你放心，我会认真地给你做手术。"

我用全部精力调整了一下自己的情绪，现在的我已经镇静了许多。我一直凝视着A大夫的双眼："该怎么做您就怎么做，我不懂啊，我是想，如果多切一点能对我的将来更有好处，你就放心大胆地多切些，我能接受，我信任您。"

"我也信任你，相信你能平静地接受手术，相信你术后能积极治疗。"A大夫说。

术后我得知，A大夫不仅完全清扫了可能发生转移的腋下淋巴结，还把已经发现被癌细胞浸润的胸大肌也做了切除。后来，即使我因故不能完成规定的化疗，也没有发生复发和转移，这完全得益于A大夫精益求精地把这个手术做到了极致。

4. 与亲人沟通，既要获得支持和帮助，又要少给对方添麻烦

确诊后，我先给70岁的大姑姐打电话："大姐最近可好吗？我又给你们找事了，真不好意思，我住院了。虽然我已经请了个新保姆，可对老柳（我丈夫）还是不放心，我希望，有空的时候你们过来看看他。"

"你怎么又病了？什么病？"

"可能是乳腺癌。"

"你都告诉谁了？"

我不想给大姑姐添麻烦："我闺女，我妹妹，我住院的事都归她们管。劳烦您关注一下老柳吧。我和老柳商量了，先不告诉二姐二弟。我的意思是，别惊动那么多的人。"

"行了，这事你就别管了。"说完这话，大姑姐那边先挂了电话。

门铃响了，老柳家的姐弟全来了。

二姑姐心直口快："看看，上次来我就问你怎么消瘦了。还好，你没症状应该是早期，尽快手术很重要。再说一遍，这病一点都别耽误。"

二弟一边听着一边翻冰箱："看看你们家鱼呀肉呀的缺什么，差不多的我就送来点儿。"

我对二姑姐说："我得病也不挑时辰，怎么就赶上闺女怀孕呢？挨个数了一下最亲的人，好像只有你算是壮劳力，万一老柳有点事，就让他先叫你？"

大姑姐赶快抢过了话："我们家近，有事你先告诉我，我看叫谁再叫谁。"

我的婆婆说过"一个姐姐半个娘"。自老太太走后，大姑姐就自动担起了娘的责任，是她招呼着弟弟妹妹们，每逢年节要聚一下，谁家有事她都操心，除了亲力亲为还给其他弟妹派任务，包括儿子、闺女、侄子和外甥们，她也让小辈们多联系，都是独生子女，表兄弟就是亲兄弟。有她真好，她让这一家人还是一家子。

手术后，我妹妹照顾了我一夜，到了清晨，我彻底醒过来了。

闺女来了，还给妹妹带来了早点："姨，您辛苦了，本来这是我的活……"妹妹特别豪爽："我也没闺女，将来我用人的时候，你看着我。"

"老妈这一夜可好啊？"闺女问我。

我彻底清醒了："还好。你姨一夜没合眼。现在就你们俩人在我身边，

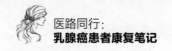
我给你们道歉了。"进手术室没哭，疼痛不哭，现在的我却落了泪："我也没想到会得这个病，你们俩与我的血缘最近，我让你们俩一下子就变成了高危人群，实在是对不起了……"

闺女赶紧截住话茬儿："看您，说什么呢？现在的您得想着怎么治病，胡思乱想统统不要。"

化疗反应太大，我出现了重度骨髓抑制，白细胞下降很厉害，各项化验指标都不合格。A大夫给我输了营养液和微量元素，不料我却出现了输液过敏，陡然之间让我来了一次濒死体验。多亏抢救及时，我算是活了过来，等着药物在体内发挥作用。

呼吸已经开始恢复，身体却仍然不能活动。人活一口气，只要能喘气，脑子就能想事情。

不行，万一我再出现情况，死前我还没见到亲人呢。

我把至亲都捋了一遍，结论是，此时叫谁，谁都不便。

不是坠机，也不是车祸，就这么悄无声息地突然死去，岂不太遗憾了？我还有话没说呢，我必须垂死挣扎地说几句。这么一想，我自己就笑了，尽管我没有表情、没有声音，但内心却在笑。笑什么，笑自己这个想法太愚蠢。"舒兰，你现在是缓解过来了，所以你才想说话，若是刚才没人发现、没人理睬、没人求助、没人施救，现在的你已经是一具尸体。僵尸还会想这些吗？"

既然能想，就想想此时该做什么事吧。第一，等着护士预告的身体变化逐渐发生；第二，我要告诉一下最亲的人，让他们知道，我在危难之时对他们充满了信任和依赖。

为了免除吓人的误会，我决定先告诉外甥。外甥是开车来的，他送来了我的两个姐姐。

眼见俩姐姐，我有点惊讶："你们俩怎么来了？我只告诉了刚子啊。"

大姑姐满脸焦急："这么晚了来信息，没事你也不会乱发呀。到底发生了什么事？你知道我心里多着急啊。"

大姑姐的情绪太紧张，我必须要缓解一下："我输液过敏了，刚才打了缓解的针，现在开始发烧，一会儿我还得出汗呢。我就是怕没人照顾我。你看，刚子就能办的事，干嘛你们两位老姐姐都过来？"

"我还不了解你？肯定没你说的那么轻松。"大姑姐说。

就这一句话，我的泪水就淌满了脸。这是了解、理解，是她久知我心的下意识判断，这就是亲人，亲人！

"你们来看我也是瞎受累。我不是说过嘛，要紧的时候一定会叫您。您看，这还不算要紧呢，我就开始叫了刚子。"我边哭边说。

"你就哄我吧，刚才我问过护士了，要不是急救，你肯定出了大麻烦。"大姑姐说。

我要姐姐们赶快回家，姐姐们想听我再说点什么。

"第一，"我说："闺女就要临产了，哪个姑娘生孩子的时候自己的亲妈都在身边。我，看样子是去不了。我妹妹，现在也正住院。我请您二位在关键时刻谁能去一下。姑妈也是妈，万一发生了什么情况，你们就当她是自己的亲女儿，给拿个主意、主个事。"

"第二，我若死了，你们帮着安排一下老柳。闺女有了老二，自顾自都很勉强。你们俩在谁家附近租间房，让老柳住得离你们近一点。虽说有保姆照顾老柳，你们还是得经常去看一看，就两三年，等那孩子大一些，就让闺女想办法。"

"第三……"我还没说完，二姑姐就打断我："是不是告诉我你的银行密码呀？快，告诉我你有几张卡。"

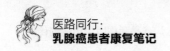
"你别打岔，听我说。对老人还主张厚养薄葬呢，我那么现代，后事从简最可我心。你们现在对我的好，我会永远记心里，下辈子托生还和你们做姐妹。"我说。

二姑姐又想逗我："你刚说的我们都没听见，还是告诉我密码吧。"

"老柳的生日，六位数。银行卡就在——"我指了一下自己床下的整理箱，"我不愿意欠医院的治疗费，到时候由你给我办手续吧。"

术前、术后、濒危后，这几番沟通，浓浓的亲情可见一斑。

5. 事前做好充分准备，提高沟通效率

停止化疗都两个月了，我的白细胞还是在低值处徘徊。我去人民医院看血液科，造血干细胞专业全国顶级的医生就在这里。

我看病是有准备的，我知道专家的工作量都很大，通常分配给每个患者的时间平均不足 5 分钟。若在这么短的时间内，让大夫既能了解病情的症结又能有根据地进行准确判断，患者提供的信息就要尽可能的准确、全面和精练。

我的手里攥着一摞纸，这都是我要让大夫知道的关键信息。第一张，逐次写着化疗的时间、用药名称和剂量。第二张，是从第二次化疗开始到前几天的白细胞计数曲线图，在横轴的日期上，不断地有细线引下来，标注着相应的治疗情况，是打了升白针还是吃了鲨肝醇。再一张，就是我要问的几个问题。

我刚讲完了第一页，那位 40 多岁的女大夫就笑了："您看病还真仔细。来，让我看看您的资料。"

我把那一沓子纸都递过去。大夫仔细地翻看着，特别是后面那些化

验单，按时间顺序排好的，每张空白的地方都有说明，例如"即刻打了升白针""A大夫让我再观察"等。

都看完了，女大夫笑了："患者如果都像您这样，看病的效率可就高喽。"

大夫把写着问题的那页纸放在了最上面："我回答你这些问题吧。第一，化疗造成的骨髓抑制无药可治。第二，你现在还不到MDS的程度，MDS是骨髓增生异常综合征的英文缩写。第三，就算是MDS，那也得通过骨髓穿刺来确诊，这对人体有伤害，现在你还不需要做。第四，你现在正在吃的西药，还有各种剂型的中药，还可以继续吃。第五，有可能你就这样了。有的人多少年了都这样，也还好好地活着呢。第六，可能你会恢复到正常范围，这要看你自身体质的恢复程度和你造血系统的恢复程度。"

我听得有点傻："还有吗？"

大夫也笑了："这话该我问您呀，还有什么问题吗？"

我的脸一下就红了："来之前我就想到了这些，您是专家，有什么我想不到的，请您提示和指导。"

"资料，您带全了；现状，您说清了；前瞻，您想到了；解答，我说透了。锻炼、休息要适当，保持良好的情绪吧。"女大夫干脆利索地结束了看诊。

带着问题单，这是一种非常实用的沟通技巧。

6. 沟通是医患双方的互相理解和互相支持

我无力起床，不错眼珠地注视着A大夫："A大夫，您一定要救我。我不能死，至少我现在不能死，因为死的时间不合适。您想，在我女儿临产的时候，突然之间我死了，谁来给我办丧事啊？虽说我愿意捐献遗体，可万一我亲友中的某个人出来质疑呢？那也是我难预料的。一旦他们与医院发生了纠纷，谁说局面就好控制？或许有人因不知情而大吵大闹，或许有人情绪失控而没完没了。或许狗仔队正在寻找机会，不把医患矛盾给弄个大乱特乱就不过瘾。到那时，不说我本人的良好遗愿不得实现，就说我女儿的意志也会被人绑架，她再怎么真心实意地想去息事宁人，但她也没有能力去力挽狂澜……"说到这里，我的情绪真有点难以控制，眼泪稀里哗啦地流下来："您是我的主管医生，您是对我最好的人。我不能死人留活滥，我不能把我敬爱的大夫拖入泥潭，我不能人都死了，还给您添了大麻烦。"

这话听着很别扭，细想还是有道理，何止是有道理，应该说是预见明确、估计充分、温情四溢且充满体谅。

医生挨打、医生被杀的事都见诸过报道，这么多年 A 大夫也应该经历了不少冲突的事，尤其是患者突然之间死了，家属一闹，当事的大夫算是倒霉了。

对于我，自书遗嘱捐献遗体，谁都可以表示敬佩，媒体也能传播、赞赏，可我还能想到的是更深一层的医患关系，我不想给 A 大夫添麻烦。

A 大夫的功夫不在言辞，他说："你呀，就是想得太多了，没事你就查百度，查了以后你就闹心。这么说吧，你查到的文章未必都是真科学，片面的文字会往错误的方向诱导你。请你相信我，我在努力着。你也要相信你自己，你有那个恢复能力。我相信你，我们互信。怎么治疗是我的事，你就努力多吃点，努力有个好心情。"

我点头答应，伸出了手，A 大夫也伸出了手。

他并不握我的手，啪，他拍了一下我的手。

击掌盟誓！

"不怕，你一定会好起来！"

许多的问题我百思不解，我出院之后再开药时，和 A 大夫聊了起来。

A 大夫说："都知道手术是个技术活，也有人还说是体力活。依我说，手术更是良心活。"

"良心活？"我不解。

"对，就是良心活！"A 大夫说。

A 大夫等到周围没了他人，才慢慢地对我开了口："我不评论别人，我只说自己，说我给你做的手术。我们先不说外观，说里面。"

我不语。确实，多数患者，多数业外人士在评价手术质量的时候，都是以外观为标准。看，刀口真的很小；看，缝得多均匀、多平整。常人都会这样推理，既然外观都能做得这么精美，皮肤里面肯定更好。

A 大夫现在要说皮肤里面，难道里面有玄机？

我把自己的注意力再集中一下，想要听清他说的每一句话。

"按规定，病灶周围 5 厘米内的组织都要切除掉。我不仅给你做了切除，还根据我的现场观察和经验累积，把你可能受到浸润的其他组织也一点一点地都做了切除，包括切掉了受到浸润的胸大肌。这，你看不见，可以说，除了在现场的那位助手，再没一个人可看见。可我做了，我不为别人能看见，我是遵守手术规定，我在贯彻手术准则，我在为你的预后着想。再说清扫腋下淋巴结，个体之间会有差异，但作为人体，淋巴结的分布应该相对均衡并有固定位置。按常规要求，至少要扫出 20 个以上，可我根据你的肿瘤浸润状态，必须尽可能多地为你清扫，于是，我给你扫出了 34 个。最后说游离皮瓣，其实这是第一道程序，做皮肉分离，最佳的方案就是只留下皮肤，把皮下脂肪基本清除，我给你就是这样做的。所谓

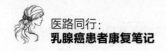

根治术的根治，也正在于诸多细节的精准到位和各个部位的有机组成。我这么去做，对我来说，不仅耗费了时间、增加了难度，而且更加大了手术风险。我这么做了，对你来说，就能最大限度地清理潜在病灶，就能更有效地防止复发和转移。我所以要这么做，就因为手术是个良心活。"

这两次交流，不仅是患者对医生的充分理解，也是医生对患者的坦诚交心。

7. 多与充满正能量的朋友沟通，可以改变自己的思想和行为

我的朋友不少，但这次生病，我却很决绝地对朋友们封锁了消息。

也不是绝对的，我还是和几个人有联系的。这些朋友在这几年来，给了我一般人难以给予的至诚帮助，雪中送炭般恰到好处的特殊相帮，助我度过了最难过的那几道坎。

老周。他是我的一个铁哥们，现在的工作也没离开医务界。

当初A大夫让我尽快住院，我得听听老周怎么说。电话里老周告诉我："我看你是中了招。再说一遍，目前对乳腺癌的治疗首选就是手术，不论中外都是这样。既然让你尽快住院，你就乖乖地听大夫的吧。"我问："看样子，我是躲不开这一刀了？"老周说："腔体外的肿物好切除，早做手术预后好。"他说的与A大夫说的很一致！关键时刻关键的一句话，让我下了决心做手术。

尹丽萍。十几年前，尹丽萍被查出了舌癌。她说很想见见我，"大姐，我特憋屈，我想哭，我想找个人痛痛快快地哭一场，想来想去没别人。您想啊，同事，不行，有理解的，也会有看笑话的；家属，不行，我会给他们增加压力；周围的朋友，更不行，一是交情有深浅，二是朋友还有朋友

的朋友，我不想让太多的朋友都知道。想来想去，只有您是最佳人选，您能理解我，您不在我的生活圈。"

这一次，我和她聊了俩小时，一边聊着一边笑，旁边的病友都往这边看，好像在欣赏我们俩说相声。

看看时间有点晚，我说："你该哭了！"说着就拿出一盒子纸巾。尹丽萍却笑了："我再也不想哭了。"我一脸歉意："看看，我尽顾了多说话，耽误了你的正经事，马上你就要做手术，手术之后可不能哭。"尹丽萍说："我真的不想哭了，想哭，是我有些事情还没想明白，和您这一聊我就畅快了，谢谢您。"

我和尹丽萍一直保持着联系，我鼓励她积极治疗，她向我汇报健康状态。不一定有时间互相看望，但我们的心是相通的。

"大姐，昨天你看电视了吗？""没看，什么节目啊？""美国不是打了伊拉克么，节目里面我出镜了，主持人介绍我是'资深天气预报专家'。""好啊，你还得继续努力着，20年后你还得出镜讲天气。""哈哈哈哈，一定争取哦。"

我住院后，尹丽萍来医院探望我，我们谈得很知心。我回味尹丽萍的话，大致归于六方面。

（1）不可能搞明白的，就不要再去刨根，也许大夫也不明白；

（2）不能乱吃补品；

（3）有选择地听取来自各方面的各种建议；

（4）天天照镜子，对着自己说我很好，我没病；

（5）吃中药；

（6）其他的，差不多就行了，不要再较真。最后她说，精神作用靠自己，我们俩心灵相通，不必说。

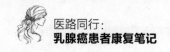

我细细地品味她的话。

第一点，直接击中了我的思想要害。我上班的时候有个好口碑——求甚解，并也以此为骄傲。我还认为，职业习惯也会影响人的思维方法，她能以自己生活上的言谈、行为做出证明。在我眼里，尹丽萍应该也是这样的人，因为她在工作上更精心，现在的她能悟出这个道理，并把道理升级到了观念，并且用这种观念指导行动，可见这点有多重要，我记住了。

第二点，难度不大，保健品肯定不乱吃。

第三点，选择。这个词是关键点，怎么选择呢？选择的标准又是什么呢？先记住这句话，遇到谁提出了建议先质疑，找不到合理答案就先不听。

第四点，说是好做，其实很难。我又想起了大灰狼，嗯，听尹丽萍的，把大灰狼赶走，一会就去照镜子。

第五点，吃中药。可以。尹丽萍说，她每次吃药之前都要说一句："这药对我有好处，吃了我就不复发。"嗯，这好像是皮格马利翁效应吧？不管是什么，只要对预期的效果充满了希望，事情就会照着你期望的那样发展。

第六点，是第一点的扩展，既然对疾病都不刨根问底了，其他的事不也就混个大概齐吗？以后对什么事都放下吧，只要咱能好好地活着。

尹丽萍说得对，精神作用要靠自己。别看咱活到了 60 岁，关键之处还是没悟清。我非常感激尹丽萍，她的话让我醍醐灌顶，她送来的就是起死回生的"灵芝草"。

文大姐。她是我的良师益友，可以这么说，文大姐是看着我成长并变老的。注意，这里的"看"字，是照看的意思，绝对不是一般意义的看。

我不到 20 岁就认识她，她当时是我的车间主任。受她的鼓舞，我在工余时间多读书；受她的提拔，我走上了管理岗位；受她的指导，我在企业里进入了管理层。现在她都 78 岁了，仍然健康并活跃着。

我本不想告诉她自己生了病，毕竟自己比人家还小十多岁。但她还是从其他渠道知道了，她给我打来了电话："你在医院还是在家？我过去看看你。"

听见她的声音，我又是感动又是激动："老主任，请您别来看望我，我现在不想见任何人，但，我愿意听见您说话……"

"好，我尊重你的愿望，我们可以电话聊。"她说。多理解人！

她告诉我："没事听点轻音乐，让自己的心情舒缓些。"好，照办。即使住院，我也用手机播放音乐。随着轻盈、舒缓的旋律，我的心境也变得轻松、开朗。

"没事看点笑话吧，让笑料占据你的脑子，你就不会瞎想了。"虽然有些笑话并不好笑，但一天下来，总比胡思乱想好了许多。试验几天，效果不错。

"天气冷了，你有气管炎的老毛病，千万注意别感冒！"分开30多年了，她还记得我的老毛病！好温暖，好贴心。我赶快答应："我小心着呢。"

"白细胞上去了没有？""没有。人民医院说化疗造成的骨髓抑制无药可治。""没药就是有药，你就全然不再管它，也许自然就会好。有的病就像是调皮鬼，你越理它，它就越来劲；你不再管它，它便自己逃遁了。积极向上，健康生活，这才是你当前要做到的。"这话和大夫们说的是同一个意思，可话从文大姐的嘴里说出来，我就感觉不一样。我反思，看来是自己过于较真，算了，不管它了，一切顺其自然。果然以后得以恢复。

文大姐做的都是小事，我却觉得尤其温暖。一只小船在海里航行，随时可能偏离航道或触及险滩，每当遇到关键时刻，文大姐就像是天上下来的舵手，轻轻一点，就帮助我拨正了航向。

与挚友心对心的沟通，让我振奋了精神，改变了认识，调整了情绪，

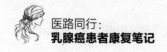

坚定了治愈的决心和信念。

8. 不经意的沟通也能激发潜能

住院时我正在病床上玩手机，一个人径直来到我眼前："我想问你几句话，你不会……"来人是一位老太，她来讨教能不能吃一种保健品。

我一笑："大姐，如果您让我说实话，我就建议您别吃。"

"是因为我已经手术了不用吃？还是化疗期间不适合吃？"一听就知道老太心里很渴望。

我还是要对她说实话："我是这么认为的，国家每年都要对癌症患者投入许多的治疗费，就为了让患者们早点治愈。如果这个东西真的有效，哪怕只是有一点辅助作用，国家也会投入人力物力进行研究，各大医院也会有选择地给予采用。咱们举例，比如西药的青霉素，中药的感冒冲剂，您见过谁在做广告吗？因为大家都知道它有疗效，所以，医保有它，医院有它，价格便宜，不用宣传。"

老太沉默了一小会儿："我也问过其他人，他们只是提醒我要找到真人去核实。你这一说我算是明白了。但是，你怎么就会这么想？"我有点诧异："我这么想有什么不妥的地方吗？"老太的脸上第一次有了笑容："没有不妥。你一下就说到了节骨眼儿上了。这几天我看了，应该说是我想过了，整个病房里的病友啊，就你才是最可信的，所以我才来问问你，你的回答很有说服力。"

接着，老太打开了话匣子，都说了什么我并没走心，但一句话却让我很受用："你心眼好，为人实诚，你这人对别人很有用，老天爷都会保佑你，你一定能很快地治疗好。"

对别人有用！这是多高的评价啊。

"老三篇"我是会背的，这多年来，不管是工作中还是在社会上活动，做一个"高尚的人，一个纯粹的人，一个有道德的人，一个脱离了低级趣味的人，一个有益于人民的人"，我一直是把这话作为自己追求的做人标准。这场大病，即使手术和化疗，也没能动摇我的这种信念。但是，前几天的折腾把我整惨了，濒死的经历至今怕，就那么没有预料、没有准备地突然死去，这岂不是太冤枉了？我回想自己的·生，不完美的地方实在太多，如果没有机会去弥补，这可就是死不瞑目的终生遗憾。

缓解了危机，我还好好的活着。我给自己制定了最低目标，不成为别人的累赘，不让别人为我操心。现在想想，这个目标还真是太低了点。怎样才能提高些？哪怕一点也好啊。忽然之间我来了灵感！希望泛起，前途明亮，沉积在思想深处的潜能又露出光来。一个人的能力有大小，各人所处的环境也不同，但有一点，只要目标明确，只要自己努力，还是可以做成那样的人。

超强的自尊心让老太不可能再次提起那件尴尬事，我当时出手相助，也没想过要图人家的感谢，不就是举手之劳、何乐不为的一件小事嘛，但我的做法却感动了老太，所以老太才来找我说话。老太的来访也感动了我，因为老太对我产生了信任。我感叹，这可真是无心插柳柳成荫啊，看来，咱的身体再好一些，还是要多做些插柳的事。

自我激励就是有效，我感觉到冥冥之中自己增加了一股正能量。这可不是形容，是有物理依据的。往常，我要躺上好久才能把被窝捂热；现在，我觉得自己的全身都是暖暖的，从头到脚，连脚趾头都觉得有股热血在往那里流。

老太说我什么来着？她说我对别人有用。那，我就把活着的目标再

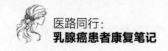
提高一层，做一个对他人有用的人。有自信吗？当然有。事实正在证明着，我还是个有用的人。今后，只要活着，我就要努力，就要对别人有用。

我沉浸在了"你还有用"的享受之中。

9. 若想沟通顺畅，就要不断学习

随着身体的逐渐康复，我有了精神在网络上结交朋友。我加入了病友群，"觅健"成立时，我有幸成了第一批觅友。

与病友们沟通的初衷，是想更多地了解相关知识以利康复。不能总问别人，自己也要发言，发言得有内容，内容要有干货，这就激发了我的学习热情。

怎么学？3个渠道。

首先，请教病友。各位病友的病情不同，通过和她们的闲聊，会听到一些不曾听说的病情或者治疗方法，把问题记下来，咱再拜师求教。例如，炎性乳腺癌，这就是与病友交流后才听说的。

其次，网上搜索。想把不明白的问题搞清楚，捷径就是查书。过去要想查书，麻烦大了，先得搞清楚自己的所求在哪一类，然后再去图书馆，还得去专业图书馆，更何况大部头的书咱也不知道从哪里开始读。现在好了，网络就可以提供便捷的渠道：从一个词条开始，顺藤摸瓜，可以连带出一系列的相关知识，只要用心，就能获得最前沿的书本知识。

最后，请教大夫。大夫没那么多的时间给咱们启蒙，想要请教必须抛砖引玉，咱提前做好了功课，大夫就能在咱已知的基础上，对咱进行提高培训。

10. 分享是沟通的升级版

完成基本治疗后的患者最怕什么？怕复发。我那几百个病友里，也不乏复发之人。怎么才能防复发？这是病友们最为关心的大问题。在做一个"有用的人"的思想指导之下，我除了对提问的病友答疑解惑外，还把自己学来的、尝试的、体验的和总结的各种有益于防复发的知识和方法进行总结、归纳，然后分享给其他病友。《把它变成慢性病》《个性化的防复发》《如何找到好医生》《学会养病先养心》《吃的方面有讲究》《天天都能睡好觉》《简单生活最幸福》……我都做了有理有据的详细讲解。

除此之外，我还分享大夫。有位病友，大医院的名医找了个借口不给她手术，她找到了我，我马上联系 A 大夫。德技双馨的 A 大夫接纳了她，给她做了手术，现在她已经平安地度过了术后 3 年。还有个病友，初次手术化疗后发现腋下出现了转移灶，我也把她介绍到了 A 大夫那里。A 大夫不仅给她清除了腋下病灶，连锁骨下的淋巴结都给她清扫干净了。如果没有我和 A 大夫之间、病友和我之间的互相信任，这种分享是不可能的。

11. 沟通就是催化剂

沟通给我带来了诸多益处，分享给我带来了无限的快乐，我愿意与大家多做沟通，我愿意与大家共同努力，我愿意为提高乳腺癌的生存率尽一份力量。

几年中我的所想所做，验证了一个事实：有效的沟通，是我得以治愈的催化剂。

（本文作者：北京老太）

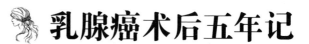 乳腺癌术后五年记

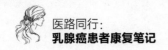

2019 年 7 月 8 日上午 11 点 20 分，我做完了乳腺癌术后 5 年大复查的最后一项检查，因为是 B 超，所以检查结果当场就打印出来了。我赶紧扫了一眼："……无明显占位。"虽说全部检查结果需要两周后请肿瘤医院的专家过目后才能做出最后定论，但我作为一名资深癌症患者，早已"久病成医"。从各项检查结果看，我成功度过了癌症术后最危险的前 5 年，为乳腺癌预后 5 年生存率增加了一个分子。

其实每半年一次的复查，我都是忐忑不安的，复查前半个月都睡得不好。每次做检查时，我都浑身僵硬、手脚冰凉，特别怕大夫停下来和旁边的同事窃窃私语，这会让我怀疑自己的身体又出了什么问题。好在每次都是虚惊一场。

2019 年 7 月 29 日，我来到北京大学肿瘤医院乳腺中心，请我的主治医生李大夫看复查结果，并咨询后续治疗方案。我是李大夫当天上午的第 8 个门诊患者，他还是那么和蔼可亲、英俊潇洒。李大夫仔细询问了我的情况，认真查看每一项检查结果，并调出 5 年前我手术后的免疫组化结果、手术记录、用药记录和历次复查结果等病历资料进行分析和比对；我一直屏息静气，等待着大夫的结论。

"你的手术预后很好，可以停药，今后每年复查一次即可。你还是按照之前的作息和饮食生活，注意保持运动和心情愉悦……"李大夫的话语犹如天籁之音，我知道我成功了！

2014 年 5 月初我第一次挂李大夫的号，整整 5 年，李大夫和他的团队在我抗癌的路上倾心相伴，手术、化疗、放疗、每月一次开药和每半年一次复查，一次次咨询，一项项指标，从生活作息到饮食搭配，再到心情干预，正是因为他们，我才得以走到今天。

满怀着感恩，我总结了自己 5 年的抗癌历程，以飨读者。

正确面对癌症，合理评估自己的状况，选择适合自己的大夫

　　我是参加单位一年一度的体检时发现异常的，体检医院的大夫在电话中非常严肃地要求我尽快到三甲医院做穿刺活检，因为我乳腺钼靶的结果很不好。

　　我挂断电话后，就靠着阳台的墙蹲了下来。我手脚冰凉，心"怦怦"乱跳，口发干，腿发软，挪不开步。我知道，大夫口中的不好多半是癌症的代名词，但我不敢相信这个消息，我怀疑体检医院的专业性和水平，我心存侥幸，认为我这么年轻，平常胸部也没有任何不适，应该不至于得癌症；我思路混乱，我想从楼上跳下去……

　　但这些都是转瞬即逝的想法，我正在上班，整个部门的工作还等着我去安排、协调，我的儿子才12岁，我的父母都年过七旬且身体不好，我还有科研项目没结题……于是，我稳定一下心绪，面色如常地回到办公室。我强迫自己不去想刚才的电话，骗自己什么都没发生，继续按照之前的计划走下去，我甚至如约参加了在武汉举办的毕业20年本科同学聚会。

　　去参加同学聚会前，我不想确诊，也不想治疗。聚会回京后，同事孙老师关心地问我体检结果（体检时我和她一起做的钼靶），我第一次向别人谈了这件事和我的想法。孙老师像姐姐一样一直劝慰我，鼓励我去确诊，给我分析早确诊的好处，还建议我将病情告诉先生和儿子，寻求家人的支持："向先生示弱是应该的，也是必须的，毕竟你是女人；儿子也不小了，有知情权，也应该承担家里的一些责任了。"

　　儿子的第一反应是号啕大哭，抱着我不松手；先生在一旁沉默不语，

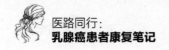
而我的眼泪在憋了十几天后畅快地流了下来。

让我没想到的是儿子最先止住了眼泪,他说:"妈妈,你不会死的!你给我买的科技书中有数据,乳腺癌最好治了,术后5年的存活率超过90%;术后化疗,5年存活率可达95%以上!"

我说:"我不想去确诊,也不想治,太麻烦,太耽误事,耽误工作,耽误你升学。"

"妈妈,我才刚六年级,你怎么也要看到我工作吧!不然,我这么小就没有妈妈,不是太可怜了吗?!"

儿子的这席话惊醒了我!我不能只想着自己,太自私了!我除了是我自己,我还是父母的女儿、儿子的妈妈,我还得给父母养老送终,为儿子健康成长尽职尽责呢!

我开始查资料,决定在哪家医院看、找哪个大夫看。

乳腺癌治疗包含两部分:手术和药物治疗。对于没有扩散转移的肿瘤,手术能否做干净是关键;对于已经扩散转移的肿瘤,药物治疗是关键。根据我的钼靶结果,有99%的可能性肿瘤没有扩散转移,所以,我在选择医院和大夫时更关注手术的水平。

当时国内治疗乳腺癌最好的机构是北京肿瘤医院的乳腺中心,乳腺中心的李大夫正值年富力强的年纪,有30多年临床经验,研究生学习之前已有近10年大型综合医院临床一线工作经验,具备扎实的外科功底,手术技巧娴熟。他是肿瘤学专业博士,毕业于北京大学,还在美国进修了乳腺疾病的技术和知识。李大夫就是我要的大夫!但李大夫的号很难挂,当时也没有网上挂号,我早上6点多就到医院排队,幸运地挂到了李大夫的号!

我觉得这是个好兆头,预示着我的治疗会顺利,这让我信心倍增!5年来的亲身经历也证明我的决策是正确的:得了癌症并不可怕,可怕的是被癌症吓得失去理智，病急乱投医，既花了冤枉钱，又耽误了病情，错过了最佳治疗时机。勇敢地面对癌症，合理评估自己的状况，选择适合自己的大夫，就能让"绝症"不绝！

利用自身优势，积极参与并配合治疗

我是清华大学图书馆的馆员，信息检索是我的专业特长。从被确诊为乳腺癌开始，我就开始利用清华大学丰富的国内外数据库资源，查找乳腺癌相关的学术资料，仔细阅读中外医学文献，让自己从乳腺癌知识为零，迅速成长为对乳腺癌有较深入的了解。碰到不懂的专业名词，我就通过百度、谷歌和维基百科答疑解惑。我主要从 MEDLINE 数据库、美国癌症研究会（American Association for Cancer Research, AACR）杂志数据库和中国知网（China National Knowledge Infrastructure, CNKI）查阅学术期刊全文，关注乳腺癌的基础知识和最前沿的临床进展。

有几点我自己的体会总结出来与大家分享。

（1）乳腺癌不是女性专有的疾病。因为男人也有乳腺，所以男人也会得乳腺癌，只不过患病的概率不一样，男女概率比大约为 1∶100。又因为男人的乳腺更靠近内脏器官和肋骨，所以男性乳腺癌患者手术难度大很多，肿瘤组织很难通过手术切除干净。

（2）乳腺癌的家族遗传特性很明显。如果有血缘关系的亲人中有患乳腺癌的，则家族中其他人乳腺癌患病风险增加。对于这样的高风险人群，

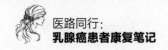

35 岁以后应该加强乳腺癌筛查。我住院期间发现不少姐妹、母女先后被确诊为乳腺癌,因此,如果有血缘关系的女性亲人中有被确诊为乳腺癌的,其他女性亲属一定要加强对乳腺癌的筛查,争取早发现、早治疗,这样康复的概率非常大。

(3)乳腺癌类型很多,不同类型的乳腺癌治疗方案(手术和药物治疗)不同,所以肿瘤细胞的病理学检查非常重要和必要。我个人的建议是不要怕疼,更不要怕花钱,一定要做肿瘤细胞的病理学检查。常见的乳腺癌有以下几种类型:

①非浸润性癌:导管内癌、小叶原位癌等。

②早期浸润性癌:小叶癌早期浸润、导管癌早期浸润等。

③浸润性特殊类型癌:乳头状癌、黏液腺癌、鳞状细胞癌、小管癌和腺样囊性癌等。

④浸润性非特殊型癌:浸润性小叶癌、浸润性导管癌、硬癌和腺癌等。

(4)乳腺癌的治疗包括手术、放疗和药物治疗。

①手术包括乳腺和腋窝淋巴结两部分。乳腺手术有保乳和全切两种,根据临床统计数据,只有 20% 左右的患者适合做保乳手术。腋窝淋巴结手术包括前哨淋巴结活检和腋窝淋巴结清扫,经过前哨淋巴结活检没有发现淋巴结转移的患者可以免除腋窝淋巴结清扫,减少因腋窝淋巴结清扫造成的手臂水肿等终身的痛苦和创伤。我通过前哨淋巴结活检发现 100% 没转移,所以不用进行腋窝淋巴结清扫,这是让我非常振奋的消息,更坚定了我战胜癌症的信心。

②放疗包括全乳腺照射、胸放疗(包括乳房重建)及区域淋巴结(锁骨旁、腋窝及内乳淋巴结)照射。原则上,所有接受保乳手术的患者、改

良根治术后的 T3 和（或）N1 以上患者均需接受放射治疗。

③ 药物治疗包括化疗、内分泌治疗、生物靶向治疗和中药辅助治疗等。生物靶向治疗目前很先进，但也不是人人都适合，需要根据肿瘤细胞的病理学检查结果来定。化疗也因人而异，剂量、化疗周期以及化疗所用药物等都是一人一个方案。所以病友之间不要盲目"攀比"，更不应该拿别人的治疗方案来质疑自己的主治大夫给出的治疗方案，这既不尊重大夫，也给自己带来不必要的心理压力和负担。我们要充分信任自己的主治大夫，配合大夫开展治疗。

④ 每个患者的治疗方案都不同。有的是先化疗，等肿瘤缩小到一定尺寸再手术；有的只化疗，不手术；也有的先手术再化疗；有的只手术不用化疗……总的说来，治疗方案是手术和各种药物治疗的组合。一般来说，乳腺癌中、晚期的患者需要先化疗，然后根据情况决定是否手术以及什么时候手术。乳腺癌早期且没有转移的患者多数先手术，再根据免疫组化的结果决定是否放化疗、放化疗的剂量和具体用药等。

⑤ 乳腺癌化疗药物主要有蒽环类、紫杉类和氟尿嘧啶类，比如环磷酰胺、阿霉素和紫杉醇。化疗药物对身体有很大毒副作用，临床医生会根据不同情况来选择最适合的方案以及哪类药物先用、哪类药物后用，有一定顺序。每次化疗都配有护肝药和止吐药。这些药都很贵，我个人的经验是，护肝药一定要服用，止吐药可以根据自己的实际情况决定是否服用。如果不服用止吐药，既可以节省不少费用（因为目前止吐药都是进口的），也可以减少毒副作用。因为我整个化疗过程都没有呕吐现象，脱发也很少（化疗前买的假发套都没用上），所以我只在第一个疗程的化疗前服用了止吐药，之后的疗程都没让大夫开止吐药。

（5）无论如何，我们都不是专业人士，乳腺癌的具体治疗方案还要

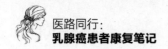
听主治大夫和专家的，因为他们才是专业人士。患者个人或者患者家属提前了解乳腺癌相关知识，并不是要取代主治大夫或专家，而是为了更好地配合大夫进行治疗，与大夫能顺畅地交流，这样才能从大夫那儿得到更多、更完整的病情和治疗信息，让自己的治疗效果最优化。

（6）化疗期间的饮食和作息非常重要。因为化疗会造成白细胞计数严重下降，如果白细胞计数太低，就需要注射升白针，这样人非常遭罪。我整个化疗期间都没出现这种情况，主要是严格遵循了李大夫的建议：每天至少吃两根香蕉，每天早上吃清蒸海参，每周吃 1~2 根炖牛尾，如果不抵触吃蚕蛹，可经常吃点。每晚最好 10 点之前入睡，用健步走作为每天锻炼身体的项目，也可以打太极或者练瑜伽，运动量不宜过大，微微发热即可。

（7）关于在国内看病还是在国外看病，我个人的观点是选择国内的三甲肿瘤医院。因为不同人种之间的身体结构、机体素质和遗传基因差别很大，国内的医院主要针对的人群是中国人，临床病例和研究也是基于中国人，所以治疗方案更适合中国人；国外医院虽说某些医疗水平很先进，但这个先进针对的是非中国人，由于人的惯性思维，很难保证医生给出的治疗方案适合中国人。

（8）我定下来由北京肿瘤医院李大夫治疗后，将中国知网上检索到的李大夫写的 50 多篇医学论文全部阅读了一遍，并专门购买了李大夫的专著《如何应对乳腺癌：写给患者和家属的书》，在住院等待手术的过程中，反复阅读，并做批注。每次李大夫查房和问诊时，我都会就看书过程中的问题与李大夫交流，这样无形中拉近了与李大夫的距离，也让李大夫对我"另眼相待"，他不但精心制定了治疗方案，还针对我个人给出了日常情绪控制、饮食配合、运动锻炼方案和作息等全方位的配套措施。李大夫的"以人为本，在不影响治疗效果的前提下，更多考虑女性生活质量的提高，追求生活的完美"的治疗理念也根植我心。

中医中药在抗癌过程中的作用

中医中药是中国古代科学的瑰宝，是中华民族几千年智慧的结晶。从秦汉时期黄帝内经奠定中医理论体系，到明清时期瘟病学的产生；从中医典籍中焕发新生的青蒿素，到将传统中药的砷剂与西药结合治疗急性早幼粒细胞白血病……这些成就充分彰显了中医药的科学价值，也证明古老的中医药与现代科技结合，就能产出很多创新性成果。

我受中国传统文化影响较大，对中医中药的神奇之处一直心存敬畏。虽说癌症一旦确诊就发展很快，而中医中药的治疗效果来得缓慢，但因为癌症的根源是自身免疫功能出现极大问题所致，而中医中药对全方位调节人体功能很有效，所以我在手术和放化疗结束之后，马上转入利用中医中药调理、全面提升自身免疫功能的抗癌历程。

选择医院时，我一点儿都没犹豫，直接去了中国中医科学院西苑医院（简称"西苑医院"）。因为我与西苑医院有10年的缘分。我儿子因为出生时吸入了羊水，呼吸系统先天不足，有慢性气管炎，严重时还会哮喘，是西苑医院儿科的专家用了一年时间治好了他。

西苑医院的肿瘤科专家不少，每位专家的擅长都不同。我经过比较，选择了吴大夫。吴大夫是主任医师，长期从事中医药治疗肿瘤的临床工作，

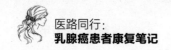

在肿瘤的综合治疗过程中，充分发挥中医药的治疗优势，在放化疗的过程中，发挥中医扶正的优势，减轻化疗的不良反应。吴大夫特别擅长结直肠癌、肝癌和乳腺癌的治疗。

乳腺癌古称石痈、乳岩或乳栗等，《丹溪心法》将其称为奶岩。多数中医认为，情志不遂、七情内伤是乳岩发病的原因之一。吴大夫强调恶性肿瘤是一个全身性疾病在局部的表现，"邪之所凑，其气必虚"，正气亏虚是肿瘤发病的重要内在因素。所以吴大夫认为乳腺癌辨证当以肝郁血虚为要，以舒肝养血为乳腺癌的基本治则，兼顾西医综合治疗所产生的副作用遣方用药。

经过手术和放化疗后，我每天要口服内分泌治疗药。我的身体有很多不适：即便夏天也手脚冰凉，冬天总感觉脚踝以下像踩在冰水中；口干，早上起床口苦；放疗过的左胸皮肤红肿、发焦；总觉得气力不足，经常出虚汗；晚上容易惊醒，每次醒来就是一身汗；记忆力明显减退。针对我的这些症状，结合我的脉象，吴大夫遣方用药注重以平为期，气机条达、气血同治，以舒肝养血之逍遥散为基本方，每两周我去复诊一次，调整几味药。

我自2015年1月完成了在北京肿瘤医院的手术及化疗、放疗的全流程后，就开始在西苑医院看中医、吃中药。之后3年，每天我都自己泡药、熬药，从没间断；即便是春节，我家也是飘着药香的。

吴大夫和我年龄相仿，人非常平和，脸上总挂着慈善的微笑，一副眼镜更增加了他的学究气。吴大夫的患者非常多，经常有行动不便的外地患者通过视频和电话请他看病开方，不管多忙，有多少患者，吴大夫总是不疾不徐地望闻问切，耐心而严谨。

吴大夫告诉我乳腺癌要"三分治七分养"。他发现我性子急，就强烈建议我自己买个药罐子在家熬药："熬药是锻炼耐性的好办法，你在熬药的过程中与药融合，熬出的药喝下去效果更好。"他鼓励我坚持工作，周末多出去在自然环境中活动；对生活中的事情大事化小、小事化了，遇事看开，不要往心里去，多做让自己开心的事情，对于难事，交给时间去解决。

在我心中，吴大夫不仅仅是医生，更是朋友；他是个医德高尚的大夫！我得癌症是不幸的，但能遇到李大夫和吴大夫，又是很幸运的！

健康心态的养成：保持正常生活和工作

人的健康包括身体健康和心理健康，这两方面相辅相成。当一个人状态好时，必然是身体和心理都很健康。鉴于此，我认为健康心态很重要，因为心态决定状态。心态是存在于一个人内心的待人接物的一种心理模式，状态是一个人在生活、工作、思想和身体等方面表现出的一种态势。人只有拥有健康的心态，才会有好的状态。

对于我们这些得了绝症的人，健康的心态尤为重要，这是我们战胜病魔的法宝。我这几年的心得是，无论多么绝望和艰难，都要强迫自己保持正常的生活和工作，在维持正常的努力中，我忘记了病痛、绝望和艰难，并最终让所有的一切回归正轨！

（1）认识自我，学会自信。我们每个人都有自己在世界上存在的价值和意义，也都有自己的长处和短板。生活中，尽可能做到客观认识自我、正确评价自我，即便处在不利的环境、凡事都不顺心，也要能挖掘出自己巨大的潜能，发挥自己特有的个性和优点，然后坚定不移地朝着自己的目

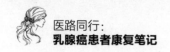

标不懈努力、奋斗，最终取得成功。我们要学会欣赏自己，保持自信，因为自信可以使人快乐，快乐了就可以高效率地生活、工作。当我们最终达成目标时，就会更加自信，健康的心态就会与你随行。

（2）学会调节，适当止步。月有阴晴圆缺，人有悲欢离合，所以我们要以平常心看待身边一切事物，拿得起，放得下，想得开，不做让自己力不从心、力所不及的事，不给自己出难题，要扬长避短。不如意时，我会主动调节自己的心态，提醒自己换个角度看问题，坏事也许能变好事，问题就能迎刃而解。

（3）学会宽容，真心赞扬他人。人非圣贤孰能无过，对他人的过错不要斤斤计较，不要得理不饶人，而要宽以待人；对他人的成绩和成就不嫉妒，而是发自内心地赞扬和祝贺，用自己的真诚和善意赢得他人的尊重和信任，这样既能给自己创造和谐的生存环境，又能保持心情愉悦。当我以宽容的心态对待周围的一切时，我的心就能平静许多；而事情最终的结果往往出人意料，让我感叹"有心栽花花不开，无心插柳柳成荫"。

（4）学会倾诉，疏解不良情绪。有心事憋着不说会憋出病来，有了烦心事就应该学会向他人倾诉。多和朋友、亲人聊聊自己的烦恼，能分散注意力，释放心中的郁结，心情自然就会好很多了。我这5年期间，看了不少心理学的文章和图书，学到一些心理学知识，加强了自己心理健康的防卫，也促进了自己身心的健康。遇到事情时，我用心理学的知识分析原因后，往往就能很好地解决问题，让自己走出不良情绪。比如，与他人交流过程中，碰到对方情绪很激动时，我一般会借故离开，等大家都冷静一下，再继续沟通，效果很好，也避免了争吵和正面冲突。再如，儿子青春期时会无故发脾气，故意找茬，我这时候就反思是不是这段时间忽视了他，他在以此引起我的注意，于是我会去抱抱他，他也就慢慢平静了，反过来为自己刚刚的行为道歉。

（5）理解他人，与人为善。现在经常说的"同理心""共情能力"，其实都是指理解他人，与人为善。世间万物都有多面性，与人交往互动产生矛盾时，我们如果多站在对方的角度看问题，就能发现症结所在，理解对方的想法，也就能很容易提出双方都可以接受的解决方案，这样既能让自己保持平和心态，又能让别人感受到自己的善意，实现共赢。

（6）淡泊名利，不要处处与人争斗。淡泊名利是指不被利益、金钱诱惑和困扰，踏踏实实地、客观地看待一切。在生活中，我不过分追求物质享受，量入为出；工作中，我不为自己谋私利，踏实务实。不以物喜，不以己悲，能把生活过得简单、快乐才是真谛。经历了生死的考验，我才明白人最值得高兴的事是父母双全、朋友两三、伴侣的真爱和孩子的陪伴，其他都是过眼烟云，所以别太计较名利。对名利的追求是没有止境的，永远都是"山外有山，人外有人"，如果不懂得适可而止，就会累死在追名逐利的路上。我经常告诫自己淡定地面对鲜花和掌声，学会知足和取舍；即便生活亏待了我，也要以积极的心态面对，以健康向上的心态做事。被人曲解时，微笑看待；受了委屈时，坦然面对；吃亏时，开心地笑笑；无助时，乐观地想想；危难时，泰然处之，被轻蔑时，一笑而过。

（7）对他人，特别是亲人的期望不要过高。

5年前的4月那次单位体检，让我的人生按下暂停键，本来已经步入快车道的列车不得不临时改道，人生所有的近期目标、远期规划和终极梦想都在那一刻静止，我不得不面临人生最艰难的困境：与癌症做斗争，保命！

我由一日三餐无肉不欢的人，改为素食践行者；由可以坐着绝不站着、可以躺着绝不坐着的懒人，变成了每天必须健步走5~7千米的暴走族；

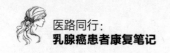

由夜猫子变成早睡早起身体好的坚决拥护者;由遇事暴跳如雷、火急火燎的暴脾气,变成佛系中年人……

　　5年,1800多个日日夜夜,终于完成了上天对我的再造:我两世为人,明白了一切都是最好的安排! 人生不易,且行且珍惜。

附: 抗癌大事记

- 2014年4月16日海淀妇幼保健院体检,5月12日北京肿瘤医院穿刺检查,5月20日确诊,5月28日住院(北京大学肿瘤医院西院区),6月3日前哨淋巴结活检术,6月11日上午肿瘤切除手术(第2台),6月13日上午出院。

- 2014年7月1日开始化疗(红白6疗程,每个疗程21天),11月4日结束化疗。

- 2014年11月18日放疗定位,11月26日复位,2014年11月27日至2015年1月7日放疗30次(每周5次,周一至周五一天一次)。

- 2015年1月8日开始服用内分泌治疗药法乐通(枸橼酸托瑞米芬片),一日一片。

- 2015年1月起每3个月复查一次,一年大复查一次(计时开始时间为手术之日起)。

- 2017年7月起每6个月复查一次,一年大复查一次(计时开始时间为手术之日起)。

- 2019年8月起停止服用内分泌治疗药法乐通(枸橼酸托瑞米芬片),一年大复查一次(计时开始时间为手术之日起)。

（本文作者:晏凌）

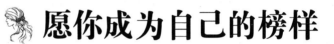

愿你成为自己的榜样

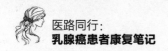

没有经历过地狱的磨练，你将永远不知道天堂的珍贵。2014年的夏天，我经历了自天堂堕入地狱的人生低谷，自此，我的人生轨迹发生了过山车般的转变，有绝望，有气馁，有期盼，也有徘徊，直到目前，我仍然不知道，未来我面对的，到底是推开窗即可见到的光明，还是一如既往的黑暗。但是我仍然抱着希望和期许前行，我希望我所经历的，不管是痛苦还是欢乐，都能成为我人生的美景；我期望，我能度过这些波折，并成为自己的榜样。

病灶确诊，一段艰难挑战的开始

2014年之前，我是一个平凡快乐的女孩，有爱我的父母，有宠我的老公，我时常在心里感慨命运对我的慷慨和无私，让我能尽情享受生活的美好和欢乐。但是没想到，考验来得那么猝不及防，让我无所适从。

2014年6月24日常规体检，发现了乳房内的一个小肿块，这让在备孕期的我很紧张。医生手诊并结合彩超结果告知应该是良性纤维瘤，并建议我可以选择继续观察，也可以尽快手术切除。考虑到一旦怀孕肿块会有增大的可能，我选择了手术切除，没想到这个决定却在冥冥之中救了自己一命。

直到现在，我还清晰地记得进入手术室前，大夫语气轻松地安慰我说，不用担心，纤维瘤手术很快，20多分钟就可以搞定了。没想到开刀后医生的语气开始变得很沉重，并在那里小声讨论：这样还叫边界清楚？怎么这么深，这么难弄出来，看着不像普通纤维瘤。只是那个时候的我还听不太懂医生的话，自认为我的情况只是比较麻烦而已。

术后我就回家休息了。就在我准备回归工作的那天，老公骗我说病理报告显示手术肿块有点炎症，需要再住院进行治疗，我仍旧认为一切安好，不就输液抗感染嘛。只是没想到这次住院就开始了我长达半年的治疗。入院后一项又一项的检查，让本身就比较敏感的我开始觉得不对劲，我偷偷拿着检查单看到了"Ca"这个单词，在百度查询后恍然大悟。说真的，现在有点不太记得我那时候害怕的样子了，或许用面如死灰也不为过吧，但是我却清晰地记得我说的第一句话，记得老公第一次在我面前放声大哭的样子。那是一个温暖的午后，我跟老公说："别告诉我妈妈，她身体不好，等我找机会告诉她。"那个一米八的男人在我面前哭得像孩子一样，他说他害怕我离开，他说他不想一个人面对今后的生活，他还说……当时他一边哭，一边说，哭得肝肠寸断，我的心脏就像被人狠狠揪起来，疼，尖锐的疼，而且令人窒息。那一年，我们都是 26 岁，正处于放肆张扬的年纪，但是他却要承担这么大的压力，既要偷偷查询乳腺癌的生存率、如何提高癌症患者生存质量等资料，又要故作乐观地陪着我，逗我开心。所以我心态不能崩了，更不能倒下，不管怎样，我都要坚持下去！

在朋友和医生的帮助下，我没有仓促地进行二次手术，带着报告片子我们辗转去了几家医院，咨询了多位专家，最终请到了中国医学科学院肿瘤医院普外科的王靖教授，在当地三甲医院为我进行手术并制定了后期的化疗方案。

7 月，我再次进行了手术。因为不想让身体不好的妈妈焦急的等待，手术那天我骗妈妈说手术是下午。从手术室出来到病房没多久我就进入了昏睡。等我再次醒来，看见妈妈在床前含泪握着我的手，我第一次在父母面前流下眼泪……

手术大病理报告显示腋下 4 个淋巴结转移，结合之前的病理结果，

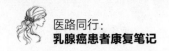
我被确诊为浸润性导管癌二期，病理分型为 ER++、PR++、HER2- 的内分泌型。医生会诊后制定了 EC+24 次放疗 +T 的治疗方案。术后半个月我开始了化疗，脱发、呕吐、眩晕、盗汗、虚弱等副作用接踵而至，那种折磨有时让人难以忍受，但是我真的不害怕，因为有爱我的人陪伴我、鼓励我，我要好好活着，笑着活下去照顾身体不好的妈妈，陪爱我的老公相扶到老。一旦想到没办法陪伴父母的时候，我都会难过得哭上好久。为防止自己过度悲伤，我就做点其他的事情分散下精力。我的心态特别好，安慰着家里的每个人，让全家人充满希望。我跑到病房，安慰每一个和我一样不幸的伙伴，医护人员都亲切地称我为"小天使"。我还在闲暇时间做些自己力所能及的工作。在那段难熬的日子里，我一边治疗，一边处理着力所能及的工作，2015 年春节前夕我结束了所有的化疗放疗，进入了内分泌治疗阶段：诺雷得（戈舍瑞林）+ 依稀美坦。

治疗终于结束了，我抱着一切安好的心态，重新投入工作、生活中。我对未来生活充满着希望。我注意饮食、加强锻炼；拼命工作，努力赚钱，想要实现给父母买房子的愿望。所有的朋友，认识我的人，都认为我看起来比谁都要健康、都要乐观地拥抱生活。

复发，一次病与痛的教训

就这样坚持了 3 年，我的精神开始松懈下来。我忘记了自己是一个癌症患者的事实，放松了锻炼，放开了饮食，身体状态有所滑坡。再加上夫妻关系处理不当、急于装修房子等各种家庭问题的出现，诸多因素产生的巨大压力让我喘不过气来，我开始失眠、做噩梦，三天两头的哭泣，成为一个人前活泼人后悲伤的焦虑者。

生活中遇到的种种不顺，我全都归结为我没有孩子。我开始迫切希望一个孩子的到来，改变这糟糕的状态。2018年初，医生开具的检查显示我一切正常，我在咨询几位专家后停掉了诺雷得，改为口服他莫昔芬。我以为一切会按照我想的那样，我却唯独忘了我在拿我的生命冒险，而这场冒险我失败了。

2018年12月我像以往那样来到医院，做4年大检查。肺部CT报告显示肺部有微小结节，我顿时紧张起来。我找主治医生和呼吸内科医生看了片子，在呼吸内科医生的建议下，做了一个肿瘤标志物检查（CEA、CA153），结果指标出现了翻倍升高的情况。当地医生让我立刻化疗，甚至都没有让我进一步检查确定具体哪里出了问题。我拿着所有的报告跑到了山东省肿瘤医院、山东齐鲁医院，见了山东省比较权威的两位专家，专家都认为肺部不是转移，建议我立刻做一个骨扫描，他们怀疑我是骨头出现了问题。

我永远忘不了做完骨扫描那天，老公看我几天没睡好，骗我说结果是好的。从紧张到放松的我，从下午6点睡到次日早晨6点。可是当我睡醒看到老公半夜发给我的短信，才知道那不过是一个善意的谎言。老公说有些话当着我的面他不敢跟我说，只有在我睡着了，他才敢说出来。他说，看着熟睡的我，他觉得特别真实，总觉得我不会这么快丢下他。他说，剩下的日子他会陪我一起努力度过，再也不惹我伤心生气。他还说，总觉得还有好多话没对我说，可是又觉得日子还很久，要用一辈子说给我听……我看着信息泪流满面，拿出报告才知道骨扫描结果显示骨盆、骶骨多处骨转移。

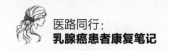
老公和我拿着报告跑到了北京。12月的北京已经寒风刺骨，我在宾馆里等着老公给我挂号，他排了两夜长队才预约上了中国医学科学院肿瘤医院的徐兵河教授。徐教授告诉我如果2018年初就来找他的话，他是不建议我停诺雷得的，并且通过手诊他就判断出我颈部淋巴结不太正常，最后给出了治疗方案：28天一周期，氟维司群＋诺雷得＋唑来磷酸。教授还告诉我，单纯的骨转移是很好控制的，让我不要害怕。那是我第一次被一个国家重量级医学者安慰和鼓励，我和老公信心倍增。那是我俩复发后第一次充满希望地笑了，我俩都坚信方案对我肯定是管用的。

回家后马上进入了治疗，只是没想到这又是一个痛苦的开始。单用氟维司群对我的效果并不好，我开始无休止的疼痛，痛的天天哭。我开始无法正常行走和上下楼，走路全靠挪，上下车全靠手搬着腿。最后我只能靠止痛药（奥施康定）来减缓痛苦，没想到吃上止痛药后，我开始昏睡、呕吐、吃不下饭，整个人彻底虚脱了，一米七的个子，体重从110斤跌到了100斤。一点力气都没有，家住在二楼，我爬上去都会心跳加速、气喘吁吁。当时真的觉得自己离死亡很近，貌似一伸手就能碰到死神，可能哪天扛不住就睡过去了。我真的开始怕了，心态彻底崩溃，胡思乱想，甚至开始抱怨憎恨。我抱怨父母不够爱我，给我施加压力；我抱怨老公惹我生气，让我伤心难过；我埋怨着所有让我不快的事情，认为我复发的所有原因都在别人。

2019年3月复查CT显示骨转移面积增大，并在进一步检查中发现甲状腺＋颈部淋巴结转移（虽然甲状腺转移很少见）。我咨询几家医院的专家，给出的方案略有差异，这次选择权交给了我。我并没有深入研究各种方案的区别和案例，我只是选择了一位在检查前就让我感到温暖的权威医生。我永远记得她给我的微笑和安慰，她坚定地让我相信科学，有那么多的药可用，未来我肯定还有很多路要走！

最终我接受了山东齐鲁医院化疗科黎莉教授的建议。首次化疗方案是：21 天一周期，长春瑞滨＋唑来膦酸，口服卡培他滨（希罗达）。从化疗开始疼痛就持续减弱，并且颈部淋巴结和甲状腺都有好转的迹象。也可以自主行走和上下车，我心里满是欢喜，高兴地对家人说："你看我上车都不用手抬着腿了，我又可以走来走去了。"心慌气短的情况也在化疗后得到了缓解。但是两个周期后的评估仍然显示骨转移面积在增大，证明前面的化疗对骨头效果不好，紧接着经过化疗科讨论后第三个化疗周期方案调整为：21 天一周期，奈达铂＋唑来膦酸，口服卡培他滨（希罗达）＋沙利度胺。这次的方案比较顺利，之后的 6 个疗程病情得到了控制，没有再进一步的恶化。在不长时间活动的情况下，疼痛感基本消失。我又开始对未来充满希望，那些曾经要死了的感觉也不见了，我觉得我还可以像以前一样正常生活，人只要能扛过去最难的日子就会觉得一切都还来得及。

2019 年 9 月 12 日我结束化疗，开始口服化疗药卡培他滨（希罗达）＋沙利度胺，每月注射诺雷得＋唑来膦酸，3 个月一次检查，为期半年的第二次治疗彻底结束。

活在当下，断舍离的心路历程

未来的路是什么样子我看不到，但是在疼痛退去后，我开始反思，我发现拥有一颗平常心、一颗感恩的心才是对抗死神的最佳良方，换句话

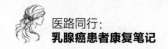
说，好的心态是战胜一切的根本。你要相信你不会很快死亡，你要相信你的身体有强大的治愈能力，你更要相信扛过了这段艰难的日子，未来就会有更多的好日子等着你，永远不要轻易放弃。可能当下的你正和曾经痛苦不堪的我一样，煎熬着、痛苦着、绝望着，但请你相信自己，这些难过的日子终究会过去，死很容易，但是活着更重要。

在疼痛退去后，我开始反思自己的生活，找寻是什么让我变成今天这个样子。当发现一切根源都在自己的时候，我开始释然，如果不是自己内心深处感到自卑、没有安全感、怕被嫌弃等负面情绪，我不会那么敏感地收集自己不够好的证据，然后觉得非常受伤，进而自我伤害。在这些自我伤害的过程中，我自己造就了一个又一个不开心的事件。压力也罢，受伤害也罢，根在自己，事件只是顺着根茎开始发展罢了。如果在当初我便开始多爱自己一些，看淡一些，也许现在会不一样。在知道痛苦来自哪里，疗愈之路该怎么走后，我开始不再抱怨父母，不再怨恨爱人，并慢慢改变之前的思想和做法，真正地放下顾虑、珍惜当下。

在这样的过程中，我也开始慢慢让家里人提前适应没有我的日子，虽然这对很多人来说很难，但是对于一个癌症晚期患者来说，这是必须面对的。恢复的路上世事难料，即使我们坚信未来有很多好的日子等着我们，但是死亡对于我们来说是比较近的，我们要学会面对，家人也要学会面对，我希望当我离去的时候，我的家人仍旧可以幸福地生活，不要长久地活在恐慌和悲痛中。

我开始转变我和父母的角色。大学毕业后，我参与父母的生活太多，以至于我们的身份互换了，我总认为父母什么都处理不好，却没想过养育我长大的他们本领其实比我大。现在我把他们的身份还给他们，让父母学会自己去医院挂号看病、自己维修家里损坏的东西、有问题多问并记下来、学会防骗技能等，也让父母重新恢复即便女儿不在身边，他们也能处理好一切事情的能力。

我开始反思我和老公的夫妻关系。我对老公说："如果很不幸这一关我没走过去，请你一定不要想我太久，赶紧找个好女人给你生个娃，好好度过余生。我希望你在一个有阳光的地方给我买个三人合葬的墓地，等到爸妈百年后将我和他们葬在一起。我希望在我走后能有人陪着你，百年后你的墓碑就在我旁边吧，因为后半辈子不是我陪着你，所以我不能要求与你合葬，让你以后的子女找你不痛快，但是你得让我能看见你，如果真有来生，我愿健健康康地再去找到你。"不知道你们能不能想象那个画面，那个大男人，泪流满面，不停地说着以后再也不让我伤心难过的话。朋友说我的境界升华了，复发之前的我每每想到，若我走后有别的女人牵着我老公的手，我的爱人会慢慢将我淡忘，我都会难过地哭上好久。现在我却希望我走后，爱我的人尽早地忘记我，重新开始生活，开心过好每一天。我不再自私和纠结，生活中也多了很多开心的时间。

我避开让我不开心的人和事情，见想见的人，说想说的话，不纠结、不自卑，对于恶意的言语我也敢勇于面对。我知道很多病友生病后会有很大自卑感，甚至不愿意重新投入日常工作生活中，总觉得别人会闲言碎语。怎么说呢，你改变不了别人，能改变的只有自己，要永远相信这个世界上善良的人是多的，更要相信你与别人并没有什么不同，那些恶意的话语终究会过去，好的生活姿态会让那些人哑口无言。其实没有太多人会一直关注你的情况，只是敏感的你自我感觉而已。你回想一下那些八卦新闻在一两周后谁还会提起，所以对于我们自己，我们要不自卑、不自弃，珍惜当下的每一天。

现在的我享受着每天思考吃喝拉撒和家人守护的幸福感，感受着抗

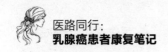

癌这条路上家人陪伴的满足感，我很开心、很知足。回想一下我很久不和老公吵架了，很久不因为父母的事情着急上火了，而他们也因为我的改变少了些担心，多了些开心。你看，当你把所有的事情找到根源，一切从内看的时候，你会发现生活不一样的另一面，生活会因为自我的改变而越来越好，你会发现原来爱一直在。

预防癌症你应该知道的

任何疾病发现的越早，治愈率越高，早期癌症的治愈率高达90%。但是大部分癌症初期是没有症状的，所以我认为20岁以后早癌筛查和每年的体检非常有必要，有问题及时发现。我初发乳腺癌时就是没有任何感觉，只是在体检时候发现有肿块。虽然现在世界上还没有研究出彻底治愈癌症和精准预防癌症的方法，但是好的生活习惯是目前每个人都可以做到的最有效的预防方法。

健康生活。香烟和酒精是我们最常见的致癌因子，一个吸烟者患肺癌的概率比不吸烟者高出很多倍，而接受二手烟的家庭成员患肺癌概率也会增加，为了自己和家人的安全，希望吸烟的你可以戒烟。酒精容易激活致癌因子，不要天天酩酊大醉，偶尔小酌一点放松心情是可以的。

健康锻炼。因为脂肪组织是致癌毒素最重要的储存场所，锻炼身体不仅可以调节我们体内激素平衡，也能减少分泌旺盛的雌激素，而雌激素会刺激癌细胞的生长，尤其是乳腺癌。当然健康锻炼最大的好处莫过于增强我们的免疫力，免疫力是最好的抗癌药，生病就是因为免疫系统出现了问题。其实没有必要高强度的锻炼，寻求适合自己让自己开心的运动，比如跑步、瑜伽等。运动不需要特定的场所，哪怕只是上下班的步行也是很好的。常去空气好、树木多的地方锻炼或坐一坐，你就会发现特别舒服。迈出你的脚步，通过锻炼也可以发现这个世界的美。

健康饮食。打开冰箱看看是不是还有昨天的剩饭剩菜，从这一刻开始改掉吃剩饭剩菜的习惯，做菜遵循量少种类多，一定不要吃剩饭剩菜。多吃瓜果蔬菜，每天摄入 12~15 种果蔬是再好不过的。果蔬汁是非常好的一种选择，可以让你同时摄入多种果蔬，李开复在患癌后写的书中也提到了果蔬汁对身体的好处。多吃五谷杂粮，每天一把坚果，适当地摄入脂肪，少摄取甜食和油炸食物，因为这些都是癌细胞喜欢的。一定要避免高盐、高糖、高热量，保持饮食有营养，少吃外卖和垃圾食品。让自己愉快的饮食才是最大的补药，这比各种保健品更为实在靠谱。

健康睡眠。最佳的睡眠时间是晚上 10 点左右，保持 7~8 小时的睡眠时间，睡觉前不宜做剧烈运动，精神兴奋不利于进入睡眠状态。如果发现长时间失眠，一定要去睡眠科咨询，在医生的指导下进行睡眠治疗。要知道充足的睡眠对预防和限制肿瘤生长有很好的作用。

这些好的习惯并不是一定可以预防癌症，而是从概率上，做到这些的人就比做不到的人患癌的概率低，这是有研究结论的。从改掉生活中的坏习惯开始，改变我们可以改变的，其实当你能做到这些的时候，你会发现原来健康生活也没有那么难坚持。

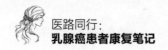
得了癌症你需要做什么

万一真地被癌症因子找上门怎么办？不要着急，也不要焦虑，保持心态平和，选择正规治疗。

去正规医院，做好充分地沟通和交流。 确诊之后患者和家属第一时间要做的就是和医生充分沟通交流，充分了解自己的病情以及病理分型，在三甲医院（这类医院的报告一般全国认可）做好全面的检查，看看自己有没有远端转移。然后第一时间带着这些检查报告和你想要了解的问题多去几家正规的医院咨询专家、确定方案。不要觉得多跑几处麻烦，也不要担心大专家会三言两语打发你，我接触过的知名专家都是特别有职业道德的，只要提前把你的问题整理好，他们会逐一仔细回答，并且也能做到一些补充。在去知名医院前一定打电话确认大夫坐诊时间，避免大夫有事不坐诊白跑的情况，即便真地白跑也不用特别纠结，大医院权威专家很多，可以再换一位专家。最终选择自己条件允许的最好的医院进行治疗。据我了解，乳腺癌初始的方案各个医院都是差不多的，基本上不会存在一个病理分型出现很多治疗方法，即便存在不同，你也可以在最好的医院做出决定，尽快进入治疗。关于医院，请一定要选择大医院，最好是市级三甲医院或者肿瘤专科医院。我不能说区县级医院医生不好，我见过的肿瘤医生都是有职业操守的，他们都希望自己经手的患者治疗后一切安好，但是区县级医院医生大概率存在经验有限的情况。

做治疗路上的智者。 大部分人在获知患癌后都是恐惧的，觉得距离死亡特别近，然后就开始上网疯狂地搜索，当看到一个又一个的坏消息之后恐惧加剧，你回想一下是不是这样的。其实大部分的癌症患者在治疗结束后都回归了正常的生活，并且身体状况都很好，而在网络上比较活跃的人，大部分是正在治疗过程中和病情不稳定的病友，所以你搜索到的大部分都是坏消息，毕竟大部分的病友谁会在身体康复后还在网络上说一些病情的话题呢？如果你找到一些病友，也不要因为他的情况照搬到自己身上，毕竟每个人的术后病理大都不太一样，各项指标的不同也会影响后期的治疗方案，而且每个人之前的病史、生活环境、饮食习惯、心态、身体基因情况等都是不一样的，所以别人的方案不一定适合你，有时间咨询那么多病友纠结怎么治疗，还不如多跑几家医院赶紧确定方案来得安全实在。如果在网上认识的病友不幸离世了，也请平静地接受，不要照搬在自己身上而天天生活在恐惧的阴影下，健康的人也会有未知的死亡，做一个治疗路上的智者。

不要恐惧手术、放疗和化疗。不要盲目地放弃治疗，生病后你会发现很多自己认为有经验的人给你这样那样的建议，我想谁的建议也比不上医生的建议更安全。一些经验我们可以听一下，辩证地判断哪些适合自己，但是一定要选择西医来系统治疗，可以加上中医来辅助调理，这样能达到最好的效果。给自己强大信心，一定会渡过难关和肿瘤君和平共处。化疗过程中会损失大量的好细胞，比如白细胞、中性粒细胞、红细胞、血小板，还会出现恶心呕吐、脱发等，大部分人都会出现几项指标不合格的情况，也有可能前面指标正常后面指标不正常的情况。患者和家属不要因为指标的不正常而特别担惊受怕。白细胞降到标准值以下，一般采取注射升白针的方法，饮食中也要注意补充营养，做到能吃的时候多吃点，多吃含丰富蛋白质的食物，比如鸡鸭鱼肉、牛尾汤、猪脊骨汤、鲫鱼汤等，这些都是能让白细胞较快增长的食品，每天都要换着花样地吃，也可以选择中药缓解化疗的副作用。多睡觉、适当锻炼，白细胞一般就会稳稳当当地升上来。

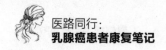
放疗后需马上多喝水以防止放疗引起的咽喉肿痛。少去人多的地方，化疗期间免疫力会比较低，去人多地方很容易被感染。治疗过程中肝功能异常，如转氨酶高、胆红素高等也是常发生的事情，情况分很多种，如肝脏有转移、化疗药物影响、胆管堵塞等。我在化疗期间也出现过肝功能异常的情况，输注了两天保肝药就达到化疗标准了，整个化疗期间都在吃多烯磷脂酰胆碱胶囊＋甘草酸二铵肠溶胶囊，指标虽然超过标准一点，但是并不影响化疗。化疗结束10天后肝功能化验指标就基本正常了。如果肝功能受到严重影响，用了保肝的药几天都降不下来，这个时候可以选择肝胆科、血液科等多方会诊，比只靠肿瘤内科会有更多办法，更能针对性地发现问题解决它。如果因为调理这些指标延迟了化疗时间，这个是不可避免的，因为指标特别不正常是不可以化疗的，一定要有心理准备，不要害怕。

千万不要听信偏方、敷药就能去肿瘤的江湖骗子。不要盲目选择中药抗癌，中医确实博大精深，而且这5年多的时间里也确实有病友在西医治疗无效后选择中医治疗而病情得到控制，并且现在也一直很好。但我自己觉得中医讲求缘分，适合别人的不一定适合你，选择中医治疗是要有承担风险的勇气。选择中医之前一定多咨询一些过来人的经验，一定要找正规医院中医大夫，不要随便相信小门诊。不要轻易地放弃西医直接选择中医治疗，西医有严谨的数据支持，会有很多西药精准地对付我们体内的癌细胞，延长我们的生命，不要抱着一定消灭肿瘤的态度，带瘤生存也是一种方式。科学的方法是在中西医认可下，相辅相成才能对我们利益最大化。就算是有的病友山穷水尽最后一搏选择了中医抗癌，也请记得要密切关注肝肾功能，一定要定期检查，那些让你只吃中药不做检查的人都是骗子。

癌症发展到一定阶段，会出现癌痛的情况，请记住不要排斥止痛药，一定要保证我们的生存质量，在医生指导下进行疼痛治疗。有些人会出现吃了止痛药嗜睡、食欲不振的情况。我个人的经验，在疼痛可以忍受的情况下白天忍忍，晚上吃止痛药保持一个较好的睡眠。尽快治疗，治疗方案只要对症疼痛就能很快解决。越焦虑疼痛会越明显，疼痛的时候想办法让自己转移注意力，看电视剧、看笑话、听音乐等都可以。

整个治疗时间一定要完整。接受内分泌治疗的一定要坚持5~10年常规治疗，注意补钙，吃富含维生素D3的钙片，多出去晒太阳；注射唑来膦酸的一定注意口腔卫生，注射时间是3~4周一次，注射期间一定不要拔牙，容易引起下颚坏死；不要做身体按摩，容易骨折。骨转移后肿瘤部位一定不要热敷，谨遵医嘱。最主要的是要坚持定期复查，不要害怕复查，任何问题发现得早都有解决的方法。不要随便冒险，生命只有一次，谁也不能保证你的冒险一定会成功，在冒险前，请想好你能不能承担冒险带来的一切。永远记得你只有活着一切才有希望。这5年的时间很多病友通过微博咨询我生病后生孩子的事情，我真的特别能体会当妈妈的心情，就像我一样，但是我也用血的教训告诉了病友，有些冒险是要付出惨重的代价的。

要始终坚持复查。乳腺癌治疗结束后，两年内3个月一小查，复查项目一般是乳腺、颈部锁骨、腋下、妇科彩超，胸部CT；血液检查包括肿瘤指标（CEA、CA153、CA125等）、血常规、肝功能、激素6项（内分泌治疗需要监控激素水平）。每年一大查，大检查除了做3个月检查项目外，还需要做骨扫描、脑磁共振检查，甲状腺、肝、胆、脾、彩超检查。可能我说的这些检查医生有些不让你做，但是我认为很有必要。两年后就可以每半年一检查了。检查项目中骨扫描是很多医生不主动推荐做的。起码一开始我的主治医生一直不建议做骨扫描，因为他了解到的大部分的患者，骨转移第一时间是转移到肋骨，这个是可以从胸部CT看到的，更何

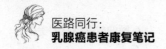

况这个检查对身体的辐射影响很大，家中有孩子的做骨扫描后 48 小时内
最好不要接触孩子。只是在我后期了解到的很多病友中，骨转移的范围都
是骨盆、脊椎这些部位。这些部位是容易被医生忽视的。所以即便医生不
让你做骨扫描，你也应该做一个腹部+骨盆的CT。有的病友会问乳腺复查，
为什么要做甲状腺检查，甲状腺和乳腺在医学上可以用一对好朋友的关系
来形容，乳腺正常与否与体内的雌激素、泌乳素息息相关，而甲状腺激素
可以影响雌激素、泌乳素的代谢。我们可以把甲状腺、乳腺、卵巢、胰腺
等器官看成一个整体，因为都是内分泌腺体，能分泌各种激素，人体对各
种激素非常敏感，所以在乳腺复查的时候记得也关注一下甲状腺的检查。

　　在化疗、放疗等一系列检查结束后，请回归到正常的生活，可能在
这个治疗过程中我们仍旧会经历一些人走茶凉的事情，但你应该庆幸，早
点认清楚一些人和事对你来说是好事。没有必要因为自己生病就自卑和
迁就别人，如果一定要对不起那也是对不起自己，请永远保持自信，然后
告诉自己我重生了，你和别人的区别就是可能这辈子有些事要比别人晚几
年。但是也不要忘记自己是一个需要终身抗癌的患者，记得曾经遭的罪、
花的钱、流的泪、失去的一切，不要做一个好了伤疤忘了疼的人，可以偶
尔放肆，但是大部分时候管住嘴、迈开腿、好好吃饭、好好睡觉、保持平
常心不生气不急躁。要接受因为自己生病，工作能力和工作价值降低的现
实，不可以像之前那样拼死拼活了，工作不顺心就争取换一个岗位，能力
不如以前那就接受它，有的人会觉得委屈，但是这个社会有时候对待我们
不会一直是善意的，拥有一颗平常心是让你在发生任何事后都平静接受的
能力。接受当下的一切，并重新开始正常生活。

写在最后的话

抗癌这 5 年多时间，见到了太多这条路上的抗癌英雄，很多脑转移、肝转移、骨转移等多处转移的病友仍旧活了十几年。他们在治疗路上一直在做一个智者，不迷信、不放弃、好心态、不抱怨、不纠结，用冷静平和去修炼自己，渡过了一个又一个难关。多和智者交朋友，多读一些抗癌前辈写下的励志书籍，帮你熬过这段难过的日子。与其总是害怕复发这种不一定发生的事情，还不如享受当下的每一天，也许在你不经意间就将肿瘤君送走了。待到将来的某一天，当你回忆起那些年自己经历的一切时，你都可以骄傲地对着身边的人说一句："看，原来我曾经这么勇敢，原来我也可以成为自己的榜样！"

木心说过，一个人到世界上来，来做什么？爱最可爱的、最好听的、最好看的、最好吃的。那么，在有限的生命里，读好书，看美景，吃美食，与有趣、有智慧的人做朋友，把一天当两天过，不也是件快事吗？愿所有在这条路上的伙伴，毫不动摇、坚定意志，成为这条路上的胜利者！

（本文作者：夏沫）

不畏将来，永怀希望

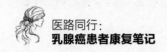

关于题目，我想了很多，《重生笔记——五年的抗癌经历，让我懂得了这些》《向死而生——如何战胜癌症，你需要知道这几个秘诀》《如果你想战胜癌症，我推荐你仔细阅读这篇文章》《这样抗癌，或许能成功》，连30年后的抗癌经验分享题目都想好了，《已抗癌 35 年的老阿婆不轻易透露的 108 条抗癌秘诀》。

看着这些题目，我笑了大半天，自己也经常被微信里类似的标题所吸引。这篇文章里没有秘诀，但我很想将自己的抗癌经历和经验分享给最需要的人，愿你们坚强勇敢、积极乐观，科学正规治疗，未来的某一天，癌症或可被人类攻克，只要你能坚持下去，便有治愈的可能与希望。

确诊与治疗

1. 健康否？或许你的身体曾暗示过你

2009 年冬天，大四上学期，我做了一个奇怪又恐怖的梦，梦里母亲陪同我去医院，我站立着，有把刀从上往下划过，我的整个右乳被切掉了。梦里的我很难过，难过地醒来，发现这只是个梦，可这个梦特别真实，时至今日，我依然清晰地记得这个梦。

2013 年，研究生毕业已工作 3 个月，我与好友一起坐车去超市购物，途中车颠簸了几下，震得双乳刺痛，刺痛了很久。我一直想去医院看一下，可无奈那时无知的我竟不知要去医院找哪科医生看，便忍着疼痛作罢，过了一段时间，也就好了。

2014 年 1 月，我总觉得不舒服，很困，但是怎么睡都觉得睡不好，每次睡觉醒来还有点恶心，体重也降到 45 千克以下。我以为只是因为太忙，这半年以来做班主任，又是新教师，每天要守着学生晚修结束，顺便备课，夜半 12 点入睡，早上 5 点半爬起来看早读，心想着，等放寒假好好休息一下就好了。

可疲惫感并未消散，情绪还特别容易低落。

2014 年 10 月我突然觉得双乳增大了，因为高二的课程更多，每晚都要加班备课，此时已能明显感觉自己的体力很差，在连续熬了几个晚上之后，牙龈肿痛，张不开嘴，每天去牙科诊治，连续喝了一周的粥，再加上双乳增大，总有一种不祥的预感。可我还是没有立刻去医院，我在等，等 11 月安排在中医院的单位体检。

果然，11 月的 B 超检查结果不太好。医生看了很久，告诉我乳腺有钙化点，可能是恶性，还很热心地立刻打印出 B 超报告，让我去找乳腺科医生诊断。在此，真的要特别感谢这位 B 超医生。

那一年，我才 27 岁，刚毕业工作一年多，人生才刚刚开始，父母的恩情还没报；就在 2014 年的十一假期，刚刚拍了婚纱照，婚期也定在 12 月 24 日，圣诞节前一天。一切本来都是那么美好，可天有不测风云。

怎么就摊上了癌症？我有点不敢相信，突然间觉得我的人生比电视剧剧情还狗血，我惊慌、恐惧、不知所措，但我也异常冷静、清醒。

会不会误诊？

我怀着一丝侥幸，去当地的人民医院又做了一次 B 超检查。可惜，给我做 B 超的医生是位特别年轻的姑娘，她，什么也没看到。

虽然我不相信自己会与癌症扯上关系，但在心理上，或许还是相信

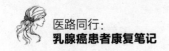
中医院给出的诊断结果。

那时，我压根不敢把这件事告诉父母，怕他们承受不了。我与男友又是异地恋，我发微信告诉他，我可能得了乳腺癌。

他与我通了电话，他不相信，以为我在跟他开玩笑。我说是真的。他倒不痛不痒，说如果是真的也挺好，刚好可以研究一下你。听他这么说，我突然觉得轻松了许多，很多人一听"癌症"这两个字，怕是早就吓跑了，至少他不惧怕可能患了癌症的我。

男友（现在是老公）Y 先生与我是研究生同学，都是学生物的。毕业后，我在 Z 市的一所中学任教，而他去了 S 市的一家生物公司，公司里有与癌症相关的基因检测产品与研发。所以，他不怕可能患了癌症的我，也算正常吧。

告诉他的当天晚上，他来到 Z 市陪我，还带来了一份纸质版《NCCN乳腺癌临床实践指南》。他在 qq 上搜索到一个当地的乳腺癌组织群，并与群主取得联系。群主，我们亲切地称她为 Q 姐，是一位在后来的治疗过程中给予我巨大帮助和精神鼓舞的坚强女性。

Q 姐也是一位乳腺癌患者，2011 年确诊并完成了治疗，目前已康复8 年，她向我们推荐了人民医院的 L 医生，也是她的主治医生，据说做手术的技能很好。

第二天，男友带着我去人民医院找了 L 医生，L 医生触诊之后，基本确定是恶性，并建议穿刺活检。此时，我还是怀疑这不是真的。

办好入院，并约好了穿刺活检的时间，还要再等 3 天。我劝男友先回去上班，我一个人在医院就好。

入院后，有一系列的检查，其中一项是磁共振。以前我只在电视里见过磁共振，把平躺着的被检查者推进冰冷的仪器设备里，那种感觉有点恐惧。可我不想让男友陪我，不想麻烦他，不想耽误他工作，更不想他因此而惧怕我。所以，我选择一个人过去，但内心还是有些恐慌。

就在这时，Q姐与我联系，问了我相关情况，在她得知我要一个人去做磁共振检查时，坚持要过来陪我。那也是我第一次与Q姐见面，类似于网友见面，还挺激动。当一个白白胖胖、皮肤超好且气色超好的大姐站在我面前时，我简直不敢相信，跟想象中的Q姐完全不一样，她，完全不像是乳腺癌患者。现在想来，那一次，那样的时刻，一个陌生人的陪伴，还是超级温暖、感动，感动到落泪。愿每一位战友的第一次检查都有亲人好友的相伴。

穿刺活检是局部麻醉，我躺在手术床上，眼睛被蒙着，我问L医生，能不能把遮眼布拿开让我看着，L医生拒绝了，她说过程太血腥，没有人能承受得了。好吧，我只能安安静静躺着，睁着眼睛却什么也看不见，只是清晰地听见L医生与助手在轻松地交谈。右乳肿块部分很硬，穿刺针都穿不进去，L医生换了微创刀才勉强切除一些肿瘤组织，我仿佛听见刀刮碰石头的声音，也明白了古人为何称乳腺癌为"乳岩"。

磁共振、钼靶和穿刺活检的结果都确定是恶性。我终于接受了这样的事实，接下来就是确定手术日期。可手术后，需要人照顾，男友要上班，我不希望他看到我狼狈的模样。此时此刻，我还是想瞒着父母，唯一能倾诉、求助的人就是我的三姨，母亲的妹妹，在北京。我打电话告知三姨这一切，那一刻终于忍不住泪如雨下，那是我第一次因为病情而落泪，边哭边诉说我的情况，并强调千万不要告诉我的父母。

可大人们自有思量，三姨认为这是天大的事，不该瞒着父母，万一出了什么事，她也承担不起。于是，我接到了父母的电话。他们责怪我不该隐瞒，我却笑着告诉他们没事，不严重。同父母交谈之后，竟觉得心

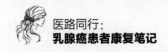
里轻松了很多，瞬间释然，觉得这真不是多大的事。随之，也接到了两位表姐的电话，她们安慰我、鼓励我，我也能跟她们开玩笑说道："我中奖了！"

现在想来，确实不该瞒着父母，父母远比我们想象的要坚强，他们给予爱的力量也是无比强大的。

2014 年 11 月 23 日，终生难忘却又记忆空白的一天。那一天，因乳腺癌，我做了右乳全切手术加重建。

那一天，我的身体缺失了一部分，但幸运的是，全切右乳后，立刻放置了假体重建。在 5 个小时麻醉药的作用下，我只是深沉地睡了一觉，连梦都未做，记忆是空白的，仿佛人生缺失了一段。醒来，伤口不痛，心理上也没有缺失感。

父母在身边，爱人在身边，从北京大老远跑过来的三姨也在身边，一切都好。

后来我时常回想起那个梦，那些生病前的种种征兆，如果再早一些发现，此刻或许会更好吧。

2. 你们的爱，让我重树人生希望

病理检查和免疫组化结果出来了。

病理报告：（乳腺）镜检为浸润性导管癌Ⅱ级，可见脉管内癌栓，未见明确神经束侵犯，部分为导管内癌（约占 60%），乳头、皮肤及切缘未见癌，送检淋巴结 30 枚，1 枚见癌转移。

免疫组化示 ER（约 90%＋），PR（约 70%＋），Ki67（约 15%＋），HER2（1＋），ECad（＋），P120 膜（＋），CK5／6 及 P63 为肌上皮（＋），

Ca1 肌上皮（＋）。

在男友的指引下，我看了《NCCN 乳腺癌临床实践指南》，也上网搜索了很多与乳腺癌治疗相关的资料，在这里还真的要感谢曾在学校学到的文献搜索技能。

像我这种类型，5 年无病生存率为 95%，了解的多了，也就不怕了。乳腺癌真的没那么可怕，那时，我的内心依然充满希望，心想着等治疗结束，一切都好了，到那时，我还是同正常人一样。

手术后，我在医院又住了一个月，是母亲陪在我身边照顾我，父亲和男友要回去上班，三姨要回去打理自己的店铺。

母亲不善言谈，但有母亲在身边陪伴，甚是心安。母亲知道我吃不惯医院的食堂，便在医院周边的店铺买来合口的饭菜，每天还拉着我在医院走廊散步锻炼。每到周末男友会过来，母亲便得空回家为我炖汤，然后送到医院，母亲炖的排骨汤真的很香，泡着米饭能吃两碗。

男友隐瞒了我患乳腺癌的真相，仅告诉他的父母我因乳腺增生住院，他的父母相信了，并立刻转来 5000 元，说是给我看病用，这对于他们而言，是一笔不小的资金。随后，怕我钱不够，又转来 5000 元，不过我没再要，退了回去，他们赚钱特别不容易。后来才知道，男友的父亲年轻时生了一场病，没钱治疗，还差点丢了性命，所以，他们特别能理解此刻年轻的我们。我这人一向是滴水之恩、涌泉相报，从此，在我眼里，他们是恩人。

现在想来，隐瞒男友父母是错误的行为，可那时，我以为会彻底康复，我以为能用长久的一生报答他们的恩情。

说到治疗费用，刚毕业工作不久，攒下的钱不多，但治疗的钱还是够了。癌症治疗的确要花费很多钱，但幸亏有医保，除了全自费项目，其他的一般能报销 80% 或 90%。在此，真的要提醒大家，一定要买医疗保险，

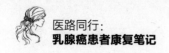
即使是已经患病的战友，也可以购买医保，购买后的第二个月就可以使用了。

有条件的家庭可以为家人买份保险，分担风险。我身边有几位战友在患病前买过保险，患病后，理赔了很多，有些战友还开玩笑，说生病还赚钱了。

癌症患者目前并没有合适的保险可以购买，但针对乳腺癌患者有一款可以投保的保险，名字在此我就不提了，免得有广告嫌疑，但这款保险保费高、保价低，也不是特别划算。

每天上午，L医生的助手都要为我的伤口换药，同时，为了刺激伤口处血液循环，每次都会拿针扎重建部位，说千疮太夸张，百孔真的有，不知是麻木，还是淡定，我竟镇定自若。

很快，一个月过去了。因为重建，我的伤口恢复得很慢，别人手术后两周就化疗，而我，化疗方案还没制定，并且，我还有一个心愿，办完婚礼后，再回医院化疗。医生也同意了。

2014年12月24日，我和男友在亲朋好友的见证下举行了婚礼。那一天，我感受到无比幸福，是重生后怀着一颗无比感恩的心，感恩这美好的一切，未来可期，充满希望。

3. 接受患病的事实，并积极地正规治疗，可还是错过了冻卵

2015年1月1日，我回到医院，想尽快进入下一步治疗——化疗。

医生检查了我的伤口，发现迟迟未曾愈合的伤口竟然在我办婚礼的那短短几日奇迹般地愈合了，这让我更加坚信，我一定会痊愈，瞬间充满斗志。

据说化疗时会输入护胃、护肝的药物，我向医生提出保护生育能力。本以为只是同护胃护肝的药物类似，打化疗时加进去就行，可事情远比想象中要麻烦一些。医生惊讶，你怎么不早说，打了诺雷得（俗称肚皮针，保护生育能力的药物）要等一个星期才能化疗。

天哪，还要再等一个星期才能化疗，我很着急，别人都是手术后两周就开始化疗，我已经术后一个月了，现在还要再等一周，但也没办法，对于尚未生育的我，生育能力一定要保护好。

目前，保护生育能力有多种方法，包括卵母细胞冷冻、胚胎冷冻、卵巢组织冷冻保存与移植、未成熟卵母细胞体外成熟保存和使用促性腺激素释放激素（gonadotropin-releasing hormone, GnRH）类药物（比如诺雷得）等。

除了打肚皮针，还可在治疗前冻卵，可惜当时医生没提出冻卵建议，自己也不懂，内心早已恐慌，只想着尽快治疗，完全没考虑到冻卵这回事，很遗憾地错过了冻卵。

建议有生育需求的患者，与主治医生沟通后，可咨询当地正规医院的生殖科。比如广东的患者，咨询当地医院生殖科解决不了的，建议去广州中山大学附属六院生殖中心咨询，可关注该院的微信公众号并提前预约。

对于病情较严重、急需立刻治疗的患者，建议配合医生先治疗，你的生命是首位的。

又延迟了一周才化疗，我心中也多了一些担忧，拖了这么久再化疗是否会影响整体治疗的效果？

化疗一共6个疗程，第一个疗程时体能比较好，很轻松就扛过去了，第二个疗程前开始疯狂脱发，虽然我有心理准备，提前将齐腰长发剪至齐肩，可看到满头秀发毫无预兆地大片掉落时，还是会手足无措。

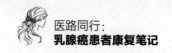

第二个疗程结束时，Y先生带我去了一家假发店，剃了光头，买了一顶最接近之前发色的假发。在此建议，一定要提前准备好假发。

关于购买假发，可在脱发前去当地假发店亲自试戴，挑选适合自己的，但通常价位高，性价比低，可挑选款式有限。也可在淘宝上购买，淘宝支持7天无理由退换，可一次多购买几款，然后挑选适合自己的款式。

如果想保护头发，避免脱发，可提前告知医生。身边有战友选择护发，化疗全程都是进口化疗药物，确实没有脱发，但进口化疗药物很多都是自费，一个疗程需几万块钱，有经济能力的患者可以选择。

科技在进步，现在有一款被称为"冰帽"的产品，能减少脱发，但不能防止脱发。

美国食品药品监督管理局于2015年批准冰帽用于化疗患者缓解脱发，《中国医药指南》等国内权威医学杂志也刊登了冰帽缓解化疗脱发的案例研究。根据2015年美国临床肿瘤学会(American Society of Clinical Oncology ,ASCO)年会公布的数据，对122名处于临床Ⅱ期乳腺癌患者进行冰帽冷疗试验，于化疗结束后1个月进行统计，佩戴冰帽脱发量≤50%的患者数量达到70.29%。

冰帽缓解化疗患者脱发的原理：低温使头皮血管收缩，降低头皮血流量，从而减少到达头皮的化疗药物总量；低温降低头皮毛囊细胞代谢水平，减少其对化疗药物的吸收，从而减轻毛囊细胞对化疗药物毒性的敏感性。

很快整个治疗过程就结束了，在家休息了一个月，我便去上班了。我尽量把自己当作正常人，正常工作，尽快融入社会大家庭。

复发与治疗，越挫越勇

1. 还是复发了，彻底崩溃绝望

2016 年 11 月底，术后已近两年，头发已长至齐肩，我突然又有种嗜睡却总是睡不好的感觉。刚好我又去医院做了一次全面复查，除了腋下有一颗大小为 5 毫米 ×4 毫米的小淋巴结外，一切正常。

看见 B 超报告上写着"小淋巴结，性质待定"，我再次慌乱，心一下子跌入低谷，医生说没法确认性质，只能继续观察。

我只能惴惴不安地回家，心有忐忑却也无可奈何。那段时间，刚好参加了学校元旦晚会的一个舞蹈节目，我试着每天多练习舞蹈来抵抗睡意。

2017 年 3 月，新学期开学，南方的天气很潮湿，屋内有很重的霉味，一进房间我便咳嗽不止，一进教室也会咳嗽连连，吃比较辣的菜会咳得剧烈，开空调吹了风也会引起咳嗽。再次去复查，小淋巴结大小未变，身体指标一切正常。

检查结果正常，我也未把咳嗽当回事，只以为是普通感冒引起的呼吸道感染，对外界刺激比较敏感。可咳嗽越来越严重，心有不安，去医院看了呼吸科，医生开了药，吃上一周，也就不咳嗽了。

我依旧每隔 3 个月复查一次，每一次身体指标都正常，腋下小淋巴结大小无变化，医生说可能是良性的。

人或许总是容易好了伤疤忘了疼，我又开始拼命工作了，想提高班级成绩，想评选市级优秀教师，每天晚上我都会带作业回家批改，一整天精神都处于紧绷状态，还总觉得全身刺痛。我去看了神经内科，医生说是

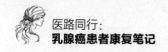

周围神经炎，开了些营养神经的维生素。

回想起 2017 年，似乎预感到了身体有恙，经常神经兮兮地去医院看医生、做检查，可每次检查结果都是正常。

2018 年 3 月底，复查发现双肺多发小结节，高度怀疑转移瘤。刚好术后 3 年 3 个月，本以为这次能安然度过 3 年危险期，还畅想着未来的美好生活，可结果却是再次跌入深渊，绝望、崩溃，内心无比失落，很难想象，就这么一瞬间，我已是晚期患者，余生不长，可我明明才 30 岁而已。

2014 年底发现病情时，我不怕，因为是早期，有治愈可能，可这一次，我彻底绝望了，晚期，不可治愈。人生再次陷入低谷。

Y 先生带着我再次踏上求医之路。医生建议做 PET 查看全身情况，结果显示，只是肺部有多发转移瘤。此时，我反倒有一丝庆幸，还好，只是肺部。化疗四期后，继续进行内分泌治疗。

2. 隐瞒父母，也曾遭遇婚姻危机

这一次，我还是决定暂时隐瞒着父母，怕父母胡思乱想，每天处于可能失去我的恐惧状态。

戴上假发，与母亲视频，母亲似乎发觉了什么，追问我是不是有事瞒着她，我安慰道，只是换了发型而已，别多想。

那段时间，3 岁的小侄女也总是跟她的小伙伴说要去姑姑家。小侄女那么小，以前从未这么说过，偏偏在我治疗的那段时间反复提到。母亲学给我听，我忍住没哭，心想着，或许亲人之间还是有些心灵感应的吧。

我曾见过遭遇病魔的未婚女性无奈被分手，也遇过为丈夫生儿育女的已婚女性因病被无情抛弃。

而我，已婚未育，婚前已患病，与 Y 先生本就是异地，现在病情复发，到他所在的城市工作已不敢奢想，生育计划也是遥遥无期，不知情的公婆还一直催盼着抱孙子，Y 先生又很孝顺、体贴父母。我与 Y 先生之间，看不到未来，我只会拖累他。

"我应该离开你，对你我都好。"我多次在 Y 先生面前如此说。那时，我心里确实也是这么想的，已经拖累他一次，不能再继续拖累这个人，可却又舍不得离开他，心有纠结、犹豫，却还是想引导他离开我。

心照不宣，终于摊牌，我们决定和平分手。趁他熟睡中，我约了顺风车，把他那里属于我的东西全部打包带走。

本来说好他送我回去，可我不想再麻烦他了。

待我回到我的城市，Y 先生打来电话，声音里听出了伤感，他同我聊了很久，分析目前我们之间的矛盾，每个矛盾有没有解决办法。

最后发现，主要矛盾还是生育问题，异地还好，有车可以来回跑。然后 Y 先生分析道，其实他也不急着养育孩子，之前主要是想给父母一个交代，现在，他只能让父母伤心一下，等我情况稳定了再考虑生育，而且我怀孕还是有风险，他说以后可以做试管婴儿，然后代孕。

这么一分析才发现，我们之间已无不可调和的矛盾。

自那天以后，Y 先生变得更加包容、迁就我了，以前还会因为我的一些小缺点、小毛病跟我吵，现在他直接忽视这些小问题。我也算因祸得福吧。

3. 与癌共存，向死而生

之后每 3 个月复查一次，肺部的最大结节一直在缩小，其余指标都

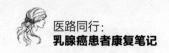
正常。我又有了战胜癌症的信心，唯愿内分泌药物能一直有效，耐药的那一天请晚一点再晚一点到来，最好不要到来。与癌共存，向死而生，过好活着的每一天。

医学在发展，新药新疗法层出不穷，或许某一天，癌症是可以治愈的。但是新药新疗法是要花费很多钱的，所以我要努力赚钱，多多攒钱，人生又有了新目标。

可如果真的有无可奈何的一天，那就好好告别吧，不留遗憾，不过，在这之前，我一定要好好地活着。

Y先生也一直紧密关注着乳腺癌新疗法，他说想把我治好。

2019年十一假期，我回到了老家，这一次，我为姐妹们准备了护手霜，给小孩子们带上小玩具，并主动约上亲朋好友聊天、打牌、聚餐。能回家真好，看见他们真好，一切都挺好。我要继续努力，与癌共存，向死而生！

婚姻与生育问题

1. 关于婚姻与生育的思考

关于婚姻，我觉得夫妻二人要尽量多沟通，分析矛盾，解决矛盾。他愿意陪你渡劫，那便感恩，好好活着，以报他的不弃之恩；他不愿陪你，那便潇洒放手，不怨不气，把对他的那份爱转移到爱自己吧，要更好地爱自己。

我因病结识了小桦，小桦 34 岁那年患了乳腺癌，当时她已生育一儿一女，可她的丈夫却因她生病迅速离开了她，连孩子都不要了。一个身患重疾的女性，日子很难，那时的她很绝望，可她在家人的陪伴下完成治疗并已康复 8 年，现在她正常上班，养育着一对儿女，还经常去医院做义工，帮助那些刚检查出乳腺癌的患者打开心结，积极治疗。

时间是一剂良药，即使真的离婚，也要尽快走出来，保持良好心态，战胜病魔。就像小桦一样，在某一天，你会突然发现，一切都很美好。

生育方面，建议咨询医生，过了危险期再考虑生育。当然，也有极少数幸运的人，患病治疗后快速结婚生子。

病友小严，同我一样的年龄，2013 年检查出乳腺癌，当时未婚，连男朋友都没有。可她却在 2015 年顺利产下一子，且母子平安。得知她生育后，我同她聊了很多，她告诉我，她老公是她生病后才认识的，没有嫌弃她生病，反而跟她结婚，她很感激，所以很想拼一下命为他生孩子。

小严是私自停药怀孕的，没有咨询医生，这种行为很危险，她只是侥幸，赌赢了，可若赌输了，就会赔上自己的命，所以并不建议大家仿效小严。

小严的事鼓舞了我，也鼓舞了我身边很多未婚未育的病友。以小严为例只是想告诉大家，这个世界会有奇迹发生，但在奇迹到来前，请先保证自己已经安全了。

当然，也不是每一位年轻乳腺癌患者都必须要生育，选择在于自己。一位朋友的表姐也患了乳腺癌，术后两年骨转移，目前已 8 年，状态很好，丈夫不离不弃，二人也不要孩子，有时间便一起去旅游。

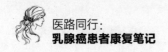
2. 妊娠时机的选择要慎重

乳腺癌患者复发高峰期在术后3年内，少部分发生在根治后5年之内。根治术后如果5年内不复发，再次复发的可能性就很小了。

建议年轻乳腺癌患者过了复发高峰年限后再考虑怀孕，一般认为辅助化疗结束后2~3年可以考虑怀孕，但高风险患者需要5年甚至更久，才可考虑。

为避免放化疗等一系列治疗对胎儿造成的健康风险，一般建议在停止治疗6个月以后再实施生育计划。

对于未完成内分泌治疗疗程却中途生育的患者，强烈建议分娩后继续完成内分泌治疗。

康 复 锻 炼

康复原则：规律作息，均衡饮食，适量运动，保持乐观心态，一切贵在坚持。

"为什么我会得癌症？为什么是我？"相信每一位战友都曾疑惑并反复思索过这个问题。可癌症的形成是一个很复杂的过程，外界因素引起基因突变，基因突变累积导致细胞增殖失控。

Q姐告诉我，相同的行为总是会导致相同的结果，要学会改变，从各个方面去改变。

对，我要改变，从睡眠、饮食、运动和心情等各个方面去改变。

1. 健康规律作息，不熬夜

年轻人不要老熬夜！

对于患者，更加不能熬夜！

早在 2007 年，国际癌症研究机构（International Agency for Research on Cancer，IARC）已经把"熬夜倒班"定义为 2A 级致癌因素。

来自美国、加拿大的几项研究表明：长期熬夜或生物钟紊乱的人群，肺癌、乳腺癌和卵巢癌等一系列癌症的发病概率分别增加 2 ~ 3 倍。

那么，多晚睡算熬夜呢？

首先需要弄明白，睡眠有两个重点：要规律，要睡够。只要满足这两个条件，那就不算熬夜。

例如：凌晨 3 点睡，中午 11 点起床算熬夜吗？

如果你一直都是凌晨 3 点睡，中午 11 点起，那就满足规律作息和睡够两个方面，这种情况就不算熬夜，只能说是晚睡晚起，只要保证睡眠时间足够，睡眠质量好，晚睡没什么问题。

可如果你是凌晨 3 点睡，却必须 8 点起床，那就是晚睡早起，算熬夜。

即使满足了"有规律"这个条件，但睡 5 个小时，离"睡得够"[成人需睡（8 ± 1）小时] 还差很远。

"规律作息"不等于简单的"早睡早起"，只要作息规律，睡眠质量好，每天精力充沛，就不必担心。这就是你的生物钟。

我们要避免频繁改变作息节奏，避免长期熬夜，这会扰乱生物钟。有研究发现，生物钟紊乱不仅会增加患癌概率，还会让癌症更恶性，耐药

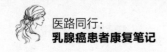
性更强，患者寿命更短。

2.营养均衡，多吃蔬菜、水果和谷物

乳腺癌患者到底什么能吃？什么不能吃呢？其实在饮食方面并无太多条条框框的束缚，总的原则：合理搭配，营养均衡、丰富、全面。

具体可参考《中国居民平衡膳食宝塔》。

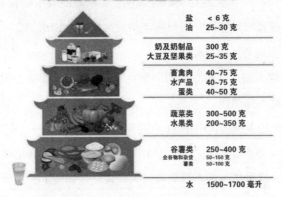

（1）ASCO 指南建议：乳腺癌患者应保持高蔬菜、水果、谷物和豆类，低饱和脂肪，限制酒精的饮食方式。

1）食物多样，谷物为主：不同食物所含的营养成分不同，每日膳食必须由多种食物适当搭配。

谷类是人体中能量的主要来源，每人每天应该吃 250 ~ 400 克，建议量是以原料的生重计算。

2）多吃蔬菜、水果：美国癌症学院推荐每日 5 份果蔬，相当于 5 个水果和 500 克蔬菜。

3）常吃奶类、豆类：建议每天吃相当于鲜奶 300 克的奶类及奶制品，以及相当于干豆 30 ~ 50 克的大豆及其制品。

关于"女性常喝豆浆会导致乳腺癌"的说法一直在网络上流传，受此影响，一部分患者不敢喝豆浆，甚至不吃豆类食物。事实上，豆类中含有的"异黄酮"只是与人体雌激素的化学结构相近，才被称为植物雌激素，但植物雌激素和人体雌激素并不是一回事。

目前的研究没有发现大豆制品会导致乳腺癌，恰恰相反，食用大豆还有可能减少乳腺癌发生。例如，日本的一项研究发现，更年期妇女食用大豆制品（包括豆腐、豆浆等），患乳腺癌的风险能降低 30%。

更有学者早在 2009 年便对上海市 5042 名女性乳腺癌患者进行了研究，发现吃豆制品可显著降低乳腺癌患者的复发率和死亡率，该研究结果发表在美国权威医学杂志《美国医学会杂志》上。

因此，豆制品是可以放心食用的。

4）低脂肪饮食：低脂、低热量的饮食结构对乳腺癌的预防和治疗有积极的影响，患者应注意避免高脂饮食，同时应尽量避免反式脂肪酸的摄入。

5）少油少盐，控糖限酒：推荐患者适量饮茶，绿茶对患者有保护作用，但要注意白天饮茶、饭后喝茶。

（2）常吃适量鱼、家禽、蛋和瘦肉，少吃肥肉和荤油、动物内脏：对于乳腺癌患者，可在此基础上进一步参考 NCCN 指南建议，限制红肉（猪肉、牛肉和羊肉等），避免加工肉（火腿、香肠和腌肉等），多吃白肉（鱼肉、禽肉以及部分海产品），每周推荐白肉 2 ~ 4 次，每次 50~100 克。

（3）雌激素受体阳性乳腺癌患者饮食禁忌：70% 左右的乳腺癌是雌激

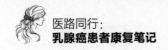
素依赖型，雌激素会促进乳腺癌细胞增殖。

建议激素依赖的乳腺癌患者不要服用蜂王浆、人参、西洋参、鹿茸、蜂胶、燕窝、紫河车（人的胎盘）、蛤蟆膏（雌蛤蟆输卵管附近的脂肪）、雪蛤（林蛙的输卵管）和蛤士蟆油（雌性林蛙的输卵管和卵巢、脂状物）等保健品。

有些用来"滋阴"的中草药中也含有激素，应当避免食用。比如，柴胡里的柴胡皂苷、杜仲里的黄酮类化合物，在体外试验和动物试验中都能测到雌激素活性。

其他不确定能否食用的食品，建议咨询主管医生以及营养科医生的意见。

（4）化疗、康复期用药等不同阶段饮食禁忌

1）化疗期间，不建议食用西柚（葡萄柚）、西柚汁，化疗药物依托泊苷的代谢会受西柚影响。

2）服用靶向药期间，建议不要食用西柚（葡萄柚）、塞维利亚橙子、阳桃和石榴这些水果，相应的果汁饮品也不要喝。因为这些水果含有呋喃香豆素类化合物、柚苷和类黄酮化合物柑橘素等，能抑制肝和肠道中CYP3A4酶（细胞色素P4503A4酶）的活性，干扰药物的代谢，影响药物的疗效，甚至会使药物不能及时排出体外，长时间高剂量停留在血液中，引起严重的副作用。

特别是西柚，大部分靶向药都需避食。

乳腺癌患者所服用的内分泌药物他莫昔芬和依西美坦等，都需要经过CYP3A4酶代谢；靶向药物帕博西尼和奥拉帕尼等主要也是通过CYP3A酶介导代谢。

建议服用内分泌药物和靶向药的患者在服药期间不要食用上述几种

水果。

另外，服药前，需仔细阅读说明书，看清药物的禁忌，或咨询医生有何饮食禁忌。

3）有研究认为，姜黄素补充剂会降低他莫昔芬的疗效，因此，服用他莫昔芬时不建议服用姜黄素补充剂。

3. 选择适合自己的运动方式，适当运动

NCCN 指南建议：每周进行至少 150 分钟中等强度的有氧运动（大致为每周 5 次，每次 30 分钟）或 75 分钟高强度的运动，每周进行 2 ~ 3 次力量训练；避免久坐不动，平日可做一些日常活动，如上下楼梯、走路等。

大量研究表明，患者在确诊乳腺癌后经常锻炼，使乳腺癌的死亡率降低了近 30%。运动不仅能抑制乳腺癌细胞的增殖，还可以显著减弱其形成肿瘤的能力。

运动强度和时间长短需要根据患者的身体情况量力而行，特别是 50 岁以上或心脏情况不好的患者，不建议强度过大的运动。

必要时，需咨询医生或寻求专业的康复师制定运动方案。

4. 保持良好、愉悦的心情和乐观的心态

"谈癌色变"，初诊患病时，患者会焦虑不安、崩溃绝望，感觉自己的人生彻底完蛋了；1/3 的肿瘤患者都是被自己"吓"死的。这些不良情

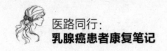

绪并不利于患者的康复，事已至此，患者应当在崩溃大哭后尽快调整心态，接受患病的事实，并积极治疗。

其实乳腺癌并不像大多数癌症那么可怕，乳腺癌的整体 5 年生存率也很高，在美国是 90.2%，在中国是 83.2%。大多数乳腺癌是可以治愈的，特别是早期患者，经过正规、积极治疗后，5 年生存率高达 95%。

我们完全可以把它当成一种普通的慢性疾病来看待，类似于高血压、糖尿病等，患者应当放松心情，以乐观、良好的心态积极对抗疾病。

找人倾诉、培养新的兴趣爱好以及重新投入工作中，都有助于克服痛苦、绝望等不良情绪。

也可以参加一些病友会，你的心情与感受或许只有遭遇同样经历的病友才能理解，病友之间可以相互鼓励和支持，抱团取暖，共同抗癌。

必要时还可以咨询心理医生，他们会有更专业的指导。

5. 乳腺癌患者能用化妆品吗？

乳腺癌患者能用化妆品，但雌激素受体阳性患者要注意，在选用护肤品与化妆品时，需避开含有雌激素、胎盘素、对羟基苯甲酸酯类物质、二苯甲酮、双酚 A、氯酚、对苯二甲酸酯、邻苯二甲酸酯、水杨酸酯以及多环麝香等成分的产品。

上述提及的对羟基苯甲酸酯、二苯甲酮、双酚 A 和氯酚等成分都属于雌激素内分泌干扰物，可能会诱导雌激素效应，促进乳腺癌细胞增殖。

购买个人洗护用品时，建议选用国家认证检验合格、有质量保证的产品，并尽量避开上述提及的几种成分。

治疗建议

有几点建议，写给同为战友的你们以及你们的守护者。

1. 选择正规医院科学、正规治疗，切勿讳疾忌医、逃避或放弃治疗，切勿轻信神医、大师

这一点尤其重要，放在第一点，希望能引起患者和家属的注意。

2019 年上半年，我所在的城市有 3 位乳腺癌患者去顺德看神医，神医说 3 个月包治好，可结果是惨烈的，一位患者已失去生命，一位已濒临死亡，最后一位后悔莫及，病情恶化后正众筹准备治疗。还有两位患者去山东听神医的讲座，回来后吃红薯餐，每天只吃红薯、喝盐水，不吃其他任何东西并放弃所有治疗，结果这两位也遗憾离世。

去顺德看神医的 3 位患者我并不认识，可后面两位吃红薯餐的患者，我与她们熟识，她们若是选择了正规治疗，或许现在还能好好的吧。生命无常，为她们感到惋惜。上面的例子都是真人真事，都是通过 Q 姐发朋友圈辟谣、鼓励正规治疗而得知的。

2. 不要轻信抗癌保健品以及民间偏方

目前市场上并不存在能抗癌的保健品，想依靠冬虫夏草、灵芝孢子粉和青汁等保健品抗癌，非常不靠谱。

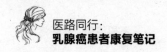
网上曾有人开玩笑道：这些保健品都是用来证明——我傻！我钱多！我有孝心！

建议配合医生正规治疗，以后用钱的地方还很多，省下购买保健品的钱用在关键地方。

若有患者想要依靠中医中药调理身体、缓解疼痛和焦虑，建议到正规中医院找正规中医诊治。

3. 化疗期间要加强营养

化疗的副作用之一就是恶心、呕吐，患者通常会因食欲不佳缺乏营养，导致身体虚弱，甚至病情加重。

在化疗期间，患者一定要坚持吃饭，加强营养，有力气的还可适当走动一下，增强体质，有助于完成所有的治疗。老王是我在医院认识的一位病友，她在化疗期间总是带上煮粥的小电锅，自己熬粥，配上咸菜，每次能吃一大碗，还给我送上一大碗。我告诉她不要吃咸菜，她却无所谓地回道，咸菜有味道，下饭，少吃一点没事的。每次输完当天的化疗药物，她不仅能自己动手熬粥，而且还有力气在医院的走廊里走动。而我，与她截然相反，化疗的那三天三夜，我什么都吃不下，呕吐也比较严重，躺在床上虚弱无力。老王在治疗结束一年后便迅速投入工作当中，目前已经康复5年，状态很好。现在想来，治疗期间，若是能像老王那样，能吃下饭，并适当走动一下，体力会更好一些，更有助于治疗吧。

想要缓解恶心、呕吐，可尝试口中含姜片、喝姜汁汽水、闻清新柠檬或放松舒缓心情等方法。胃口不佳不想进食时，可以少食多餐，对于油腻的炖汤喝不下、闻着就想吐的患者，可尝试蒸鸡蛋、温热牛奶或粥等流质食物，或服用一些高蛋白营养补充剂，例如速愈素、蛋白粉等。

4. 多用积极、正面的抗癌勇士的例子鼓励患者

比如宋美龄，据说她在 40 岁时查出乳腺癌，术后没过几年就复发了，然后再次手术，最终一直活到了 105 岁。

贝蒂·福特是美国第 38 任总统福特的夫人，55 岁时接受了乳腺癌切除手术，享年 93 岁。

秀兰·邓波儿，42 岁时查出乳腺癌，做了切除手术，然后一直活到了 85 岁。

我身边也有不少抗癌勇士。Q 姐 2011 年查出乳腺癌，已康复 8 年；老王 2014 年查出乳腺癌，已康复 5 年；还有很多战友，默默抗癌十几年，甚至几十年。

患者要多做积极的心理暗示，坚信自己一定会康复，切勿沉沦于消极情绪。

即便是再次复发，悲观绝望后，还是要重拾信心，积极战斗，正如某位医生曾告诉我的，治疗方法还是有很多的。

5. 家属与患者需要相互理解，多沟通

家属是患者的坚强后盾，首先要保证自己身心健康，不被疾病吓倒，才能更好地照顾患者，理解患者的情绪变化，包容患者的小脾气。

绝大多数癌症患者在得知可能患病时，首先会怀疑、否认，此时，

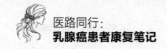

需要家属陪同，让患者积极配合进一步的检查，并安抚患者，让患者不要胡思乱想。待检查结果出来，确诊是癌症时，患者通常会绝望、恐惧，甚至崩溃，逃避治疗，家属需安慰患者，告诉患者癌症有治愈可能，讲一些抗癌勇士的例子鼓励患者；寻求当地抗癌组织，抱团取暖，寻求抗癌成功的病友与患者交流；打开患者心结，让患者积极配合治疗，树立战胜癌症的坚定信心。当患者逐渐接受患病事实，表现出要好好活下去，要战胜癌症时，家属也要在精神、生活和经济各方面支持患者，尽量让患者安心治病。精神上鼓励患者；饮食上加强营养、同时又要尽量符合患者胃口；生活上照顾好患者，避免因化疗白细胞低而引起感冒发烧；经济上若有困难，可以尝试在轻松筹、水滴筹等网络平台筹款。

需注意的是，在治疗期间，一系列的副作用会带来身体上的不适，可能会让患者烦躁、易怒。此时，家属需要多一些体谅和耐心。即便是从来不会顶撞父母、一向乖乖女的我，在生病治疗期间，脾气也会变得暴躁易怒，偶尔驳了父母的好意、伤了父母的心，现在想来，很是后悔。

当然，家属也不容易，备受精神、经济压力，患者也应当尽快调整心态，配合医生积极治疗，让家属安心。

6. 术后坚持功能锻炼

对于清扫了腋下淋巴结的患者，术后患肢淋巴结易水肿，应在护士的指导下，坚持功能锻炼。

具体操作护士会教的，网上也有很多教程，以下仅供参考。

（1）术后 24 小时，练习伸指、握拳动作；

（2）术后 1～3 天，锻炼手和腕部；

（3）根据伤口的愈合情况，逐步进行屈肘、屈腕、前臂伸屈、抬高患肢，摸对侧耳廓、对侧肩，爬墙练习等。

在日常生活中，还要注意保护患肢，避免患肢测血压、抽血和输液，勿提超过 5 千克的重物。

7. 了解药物副作用，并在医生的指导下，预防、减轻副作用

（1）服用他莫昔芬的患者，少数会出现子宫内膜增厚，这是药物的正常反应，不必担心，只要子宫内膜的厚度在 19 毫米（正常范围是 4 ~ 10 毫米）以下都可以接受。患者根据自身情况，定期做 B 超检查即可，建议每年做 1 次阴道 B 超，查看子宫内膜厚度以及卵巢有无囊肿。

（2）服用芳香化酶抑制剂（来曲唑、阿那曲唑和依西美坦）的患者，建议补钙。上述几种药物会造成钙质流失、骨质疏松，甚至骨折，正确补钙能够缓解这些问题。首选食物补钙，饮食上可以选择含钙量高的奶制品（牛奶、酸奶等）、豆制品和深色绿叶蔬菜等。若很难从食物中获取足够的钙，可以选择钙补充剂，补钙同时应补充维生素 D（能促进肠道对钙的吸收）。我服用的是钙尔奇（碳酸钙 D3 片），Q 姐和某些姐妹服用的是骨化三醇，建议咨询医生进行选择。补钙的最佳时间是餐后 1 小时左右，或睡前 1 小时。

另外，每日应保证 30 分钟户外锻炼，阳光照射有助于提高维生素 D3 活性。必要时可每年做一次骨密度检查以查看骨密度情况。

需注意的是，补钙要适量，钙过量会增加心肌梗死的风险，还会引起肌肉疼痛和肾结石等。

（3）来曲唑和依西美坦还会带来高胆固醇血症，建议定期复查血脂，

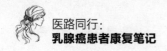
饮食上选择低胆固醇、低脂、低热量且高纤维素食物，适当锻炼身体。高胆固醇血症患者摄入过量的饱和脂肪酸，会导致冠状动脉粥样硬化，引起血栓，必要时可在医生的指导下给予药物治疗。

（4）年轻患者在使用卵巢去势药物（肚皮针戈舍瑞林、亮丙瑞林等）时，若出现性欲低下、阴道干燥等症状，可使用润滑液改善，购物网站上有卖，建议选择正规厂家生产的品牌产品，安全且有质量保证。

其他药物的副作用以及应对措施，建议仔细阅读药物说明书，并咨询医生。

8. 按时复查

医学建议，术后前 2 年，每 3 个月复查一次；第 3 ~ 5 年，每 6 个月复查一次；5 年后，每 12 个月复查一次。以下复查项目仅供参考，具体需咨询医生。

检查部位	抽血检测（空腹）	乳腺	颈部、锁骨上方以及腋下淋巴结	腹部（肝胆脾肾、子宫与卵巢）	肺部	脑部	骨骼
检查项目	血常规、血脂、肝功能、肾功能及性激素等	B超、磁共振或钼靶	B超	B超	CT X 线	磁共振、CT	骨扫描、胸部 CT 时开骨窗

注意，检查肺部用 CT 比 X 线和磁共振要清晰，脑部用磁共振比 CT 要清晰，必要时可做增强 CT 或增强磁共振。

一定要定期复查，若是有新发情况，早发现、早治疗，若是复查一切正常，也能安下心来。

9. 尽可能重返工作岗位

治疗结束后，患者应当尽量回到治疗前正常的工作、生活中去，忘掉自己是肿瘤患者，像正常人一样工作、生活，但需注意工作上要避免劳累和压力。生活中，患者还可以坚持一项运动、培养一些兴趣爱好，散步、快走、慢跑、唱歌和绘画等，制定小目标，把注意力放在自己感兴趣的地方，有助于肿瘤康复。

10. 推荐书籍

（1）菠萝（李治中）的癌症科普书籍:《癌症·真相: 医生也在读》《癌症·新知: 科学终结恐慌》和《她说（HER）: 菠萝解密乳腺癌》。

最新版《NCCN 乳腺癌临床实践指南》，微信里可搜索下载到。

患者或家属通过阅读这些书籍，可以了解疾病相关知识。癌症可以治愈吗？分期如何？有哪些治疗方式？5 年生存率如何？在书籍中能寻求到你想要的答案。

了解多了，就不会感到无助、恐慌，也能更好地同医生沟通、交流，配合医生寻求最合适的治疗方案。

（2）李开复的《向死而生》、凌志军的《重生手记》。看看抗癌勇士的抗癌历程，增强信心。

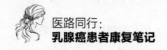
（3）保罗·卡拉尼什的《当呼吸化为空气》，认知生存和死亡的意义。

11. 相信医生但不完全依赖医生，多与医生沟通

主治医生通常要管理很多患者，还要做手术、出门诊和参加学术会议等，并没有太多时间停留在一个患者身上，所以患者（或家属）要了解病情，了解最新的治疗方案，多与医生沟通交流。

12. 必要时，建议做基因检测

我曾于 2014 年底取肿瘤组织做基因检测，检测报告显示存在 FGFR1 基因扩增突变，可能对他莫昔芬耐药。虽然只是可能，但看到耐药二字我心里还是有些担忧。后来偶然拜读了一位知乎大神关于 FGFR 通路激活会导致乳腺癌患者对内分泌耐药的观点，深感认同，在此强调一下，希望能引起部分病友的注意。

FGFR/FGF 信号通路激活可导致乳腺癌患者对内分泌治疗药物、CDK4/6 抑制剂帕博西尼以及 HER2 阳性患者的靶向治疗药物等耐药。而 FGFR 基因突变、FGFR 基因扩增以及 FGF 基因扩增，都有可能激活 FGFR 信号通路，需专业人士分析。必要时可进行基因检测，若出现 FGFR 信号通路被激活，治疗上可尝试添加 FGFR 抑制剂，有条件的可使用厄达替尼（美国已上市），没有条件的可以选择乐伐替尼（广谱激酶抑制剂，国内已上市）。

国内基因检测行业鱼龙混杂，若有患者需要做基因检测，请多方咨询和比较后再做决定。

13. 必要时可尝试参加临床试验

临床试验属于试验性的治疗方案，不能保证一定会有效果，但它能给患者带来一线生机和希望。

此处附上中国临床试验注册中心官方网址和美国临床试验的官方网址，患者若需要参加临床试验，可咨询自己的主管医生，或在临床试验官方网站搜索相关的临床试验，获取主持该试验的医生的联系方式。不过中国患者能成功入组美国医学临床试验的比例非常低，但也不妨一试。

（本文作者：暖心）

写在第八年

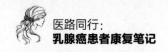
初发 8 年，转移也有 7 年多了。山一程水一程，跌跌撞撞地一路走来，风雨常伴，爱和支持也如影相随。

与乳腺癌狭路相逢

那年我 24 岁 2 个月，洗澡时偶然间摸到一个肿块，我以为那是一个和 4 年前长的纤维瘤一样的肿块，没什么大不了的。倘若那个时候对乳腺癌的宣传像 8 年后这样普遍、广泛，我断不会耽误那 5 个月的时间。那时候的我，大学毕业两年，刚还清了大学学费，落好户口，拿到了第二代身份证。我笑着对朋友们说，现在我也是有身份的人了。我用自己的钱买下了人生第一台笔记本电脑和一把终于有伞把的伞。我很开心，觉得这大概就是"天道酬勤"吧。我信心满满，努力工作，热烈地恋爱——一切都是幸福的模样。

5 个月后的一天，我突然发现这个肿块长大了，下意识地有些惊慌，便去医院进一步检查。医生拿着探头在乳房上来来回回地滑动，硌得生疼。好久，医生才收起探头，把我拉到一边说："小妹妹，你的（肿块）看起来不太好，呈五角形，要尽快做手术！"啥？不太好是什么意思？当时的我并不知道"不太好"是一位医生的委婉之辞，一位好心大姐不愿让我在毫无准备下直面残酷。我感觉有点不太好，但我又是倔强的，本能地自我安慰：或许事情没有那么糟糕。我无所适从地在医院旁边的书店，拿起《乔布斯传》翻了翻，无限悲凉在心底泛开，身体也因为极力忍住泪水而微微颤抖：我真的得了癌症吗？连靠双手努力实现幸福都没有机会了吗？

终于等到下午医生门诊。医生看完报告，一边在病历本上"龙飞凤舞"，一边对我说："你这个（肿块）95%都是不好的，准备住院吧。"我只觉得嗡的一声，满脸通红，脑袋热热的，全身的血都冲到脑顶——心底仅存的一丝侥幸被无情击碎。我嗓子发干，用仅存的一点理智和逻辑勉强挤出一句话："接下来怎么治疗呢？大概需要多少钱？需要请几天假呢？"医生望了我一眼，又说："怎么治，搞不好要全切掉……"突然我觉得眼前的一切已经模糊了，"全切掉"3个字一直在耳边作响。后来再回忆这一段的时候，我的记忆只有最后的"全切掉"以及站在医院大厅的哭泣，至于我如何夺门而出，怎么跑过那一段过道来到医院大厅的始终记不起来，仿佛那些都不曾发生过一样。朋友们说，那一刻一定是太痛苦了，所以大脑出于自我保护自动屏蔽了！

曾经觉得努力可以掌控的人生被医生的宣判撕得支离破碎，我站在医院的大厅，沉浸在巨大的悲伤之中不能自已，任泪雨滂沱。从医生办公室里跟出来两位大姐站在我身边，拍着我的背，说着什么。而我只是想要问问每个路过的人，一个24岁的女孩，心地善良，生活作息规律、健康，她怎么就得癌症了呢？24岁啊，大好年华，崭新的人生，老天怎么舍得让她得癌症呢？她的工作怎么办？她的父母怎么办？请你们告诉她，她是不是拿错剧本，走错了片场，一觉醒来肯定就能结束这个噩梦？！

我哭了好一会儿，并没有像电视剧演的那样昏过去或者像"咆哮哥"那样歇斯底里。人的潜力是无穷的，你永远比自己想象得坚强！这时工科生的理性和与生俱来的求生欲跳入脑海，我收住了眼泪，快速地告诉自己：遇到问题解决问题才是王道，悲伤解决不了任何事情！并飞快地对当

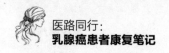
时的情况做了分析：我，一个赤贫户，对乳腺癌及当前治疗手段一无所知，所以必须三步并走——解决手术费用，找可信赖的医生，尽可能地了解乳腺癌。

我花了约一周的时间，一边筹集手术费用，一边上网（正规的网站咨询）搜集和学习乳腺癌相关资料，然后去另外几家医院征询权威专家的建议。当我整理好自己的信息，发现我有希望保乳，而且保乳和全切的5年生存率相差无几的时候，我义无反顾地装上一身换洗衣服，拿着片子和病历资料奔赴上海。

之后的事实证明，急事慢做让我赢得了与乳腺癌对战的第一场胜利——在肿块达 2.5cm 并且靠近乳晕的情况下，成功保乳，做好放化疗，迈过抗癌路上第一个坎。而且通过正当渠道（可信的网站信息、医疗资料、已经经历过的病友）认识疾病，向医生了解疾病当前情况、治疗方法等是有助于自己做医疗选择的，同时自己也不会因为盲目而陷入深深的恐惧之中。

第一次转移来得有点快——两害相权取其轻

完成手术、放化疗后的 4 个月，我开始胸骨痛，就是那种持续性的钝痛，深呼吸痛，咳嗽也痛，一直不见好转。因为结束全身治疗后的时间太短，而且从片子上看，医生觉得像放疗后引起的，建议随访。直到第二年胸壁上冒出了一个时不时有点痒的黄豆大小的肿块，做细针穿刺，穿出少量癌细胞。医生马上安排全身骨扫描及其他检查，确定胸壁一处转移伴多处骨转移。

我立在门诊大楼下面，拿着骨扫描报告的手颤抖着，心情沉重，欲哭无泪，一遍又一遍地问刚刚逃出生天的自己：我要死了吗？

好半晌，我才鼓起勇气去找医生，医生缓缓地说："其实骨转移是转移中最轻的一种！"什么？我那潜在的"大神经"立马飞起，劫后余生般吃了顿大餐，高高兴兴回家去了。我一直以为"神经大条"是上天给我的一个缺点，可放在这个处境里，不得不说，它像我的守护神，保护我的心灵迟钝而不备受伤害，也让我即使在困顿之中仍能看到一点坚持的亮光。就像我做化疗的时候总是一心盼着快点稳定不要化疗了，自动屏蔽了"化疗没有作用"这一可能性一样，化疗整个过程"志在必好"又有盼望。我想，人生还是需要这种"大条"吧。

门诊手术移除胸壁肿块后，医生又安排我会诊讨论治疗方案。一群专家经过一个上午漫长的讨论，给我两个建议：

（1）紫药水化疗＋诺雷得＋择泰

快速的骨转移和胸壁肿块提示需要全身治疗，用诺雷得进一步降低雌激素水平，择泰保护骨骼，全身治疗，打击癌细胞。每个月超一万元的治疗费用。

（2）入组临床试验

入组临床试验先要进行卵巢摘除术，除了择泰是自己支付，其余费用由试验组承担；而且临床试验若是失败，还可以采取紫药水化疗的方案，但是用过紫药水后就不能再入临床试验组。

高昂的费用面前，我该怎样在生的机会和人生是否存在缺憾之间抉择？

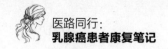

我谢过医生，来到医院喷泉边养鸽子的小树林。那里鲜有人去，很是安静。我坐在石凳上，想起前几天和护士长说：如果是对病情有帮助，卵巢拿去也没有关系。谁能想到我被不幸言中。虽然我性格大大咧咧，没有太多似水柔情，却不妨碍我喜欢小孩子。卵巢拿掉之后，此生我将无缘自己的孩子，永远失去了做母亲的权利，永远也体会不到孕育生命的辛苦和幸福。姐姐们表示她们要尽量想办法支付高昂的医药费，来换取我将来做母亲的可能。可是正如护士长说的：只有活着才有希望，一切才有可能，不是吗？若是不拿掉卵巢，每个月高昂的医疗费，身无分文的我根本无力承担，靠着亲朋好友又能撑多久？是要撑到大家都债台高筑吗？更重要的是入组临床试验，我能多一种选择……虽然心里血流如注，却不得不告诉医生我愿意参加临床试验，在妇科办公室写申请表示自愿进行"卵巢去势"手术。

我把未来的一部分幸福赌在了当下，为自己赢得了 15 个月的喘息机会。后来的转移治疗才让我知道，这平稳的 15 个月对于一个癌症转移患者是何其宝贵：时间 = 机会 = 生命！

如果你问我做出这样的选择是不是有些遗憾，成为一个不完整的女人，我想跟你说，人生就是这样，不是所有的事情你都能掌控，不是所有的幸福你都能得到。鱼和熊掌从来都是不可兼得，得到了最想要的已经是满足奢求了。没有机会要自己的孩子固然有遗憾，但我却能更久地做我父母的孩子，陪伴父母，未尝不是一种幸福。况且，女人之所以是女人，在于女人像母亲一样坚韧，像母亲一样包容，像母亲一样有爱，而不是一个卵巢、一只乳房给予的界定。所以，我从未后悔。

第二次转移来得有点凶——从不放弃

卵巢切除后，我进入临床试验。后来试验揭盲的时候才发现我的运气好得不得了，我进入的是两支氟维司群试验组，试验结果也显示两支氟维司群的效果优于一支氟维司群的效果。（所以临床试验不尽然都是徒做小白鼠的，可以根据自身的需要选择适合自己的临床试验，其实是又经济又能使用先进的药物。）虽然如此，我也不可避免地耐药了，病情第二次有了新进展。

当时因为尾椎骨的病灶压迫，我腿脚无力，走路困难，容易摔跤，总是上了楼就不想下楼，下了楼就不想手脚并用爬上楼。髋骨疼得睡不了觉，吃布洛芬也没什么用，大便没有，小便一点点，一个月瘦了20斤。姐姐建议我买两个拐，还要我每天下楼跑步锻炼，对此我是敢怒不敢言，还得靠她给我做一日三餐呢。（后来医生说，这种腿疼的情况下不要剧烈运动，避免二次受伤！）

首先我自己感觉不太好。以前无论何时何地，我都有一份笃定：一定可以活下来。而这一次，我总感觉脚后跟有点发凉，像是死神的手快要摸到我的脚后跟。我感觉有些累了，又有些绝望：做了那么多努力，卵巢都拿掉了，氟维司群那么疼的针我一打就是15次，每次打完整个臀部的肌肉都没有知觉，4年了，我大大小小的手术做了4次，化疗、放疗我都没落下。除了治病，谈不上生活，没有一个工作能做长（每次刚要稳定下来，病情就有波动，需要辞职治疗），更不要谈人生了。

腹部增强磁共振结果出来更糟糕，肝肿大，弥漫性结节，还有个大的结节呈"牛眼征"。其实当时我没有意识到这些意味着什么，只是单纯觉

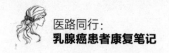

得不太好，感觉糟透了！但医生护士知道：我可能还有不到 6 个月的生命了！护士长和护士看着我在走廊上一瘸一拐地拿着讨论后的方案去找医生的背影时，偷偷地跑进会议室抹眼泪，当然这是几年后我才知道的事情。

我对讨论后建议化疗的方案很抵触：我不想再承受那么多痛苦，甚至在痛苦中死去……化疗对我免疫系统的伤害也是无法估量的！我直接了当地对医生说："我不想化疗，你们先用放疗帮我止住疼痛吧！"医生听到我所说的，有些着急，却又耐心地解释化疗的必要性。见我很坚决地拒绝化疗，无奈去找来宗医生。我对宗医生说："我现在很疼，已经很久没睡过好觉了，你们是否可以先帮我止住疼呢？"宗医生听完我的诉求，马上给许医生打电话转达我的想法。宗医生挂好电话，说许医生也希望我化疗。听完，我有些犹豫了，医生的坚持总是有医生的道理，他们总是会帮我权衡利弊的，我如此坚持会不会太一意孤行呢？

我把想法告诉护士长，护士长简直要气得七窍生烟："你要是不化疗，你以后就不要来找我了。"说完这句，愤然离去，只留下愣怔的我。几年的相处，护士长如姐如友，总能帮我权衡利弊。尽管我相信她，却依然害怕化疗。所以我到底是化疗还是保守治疗慢慢放弃？

我不死心，大中午跑到地下二层去找许医生，请许医生帮忙评估化疗的效果。许医生似乎知道我的来意，于是信心满满地说："你这种情况是一定要化疗的。你从来没用过紫药水，综合你之前的治疗情况，我相信这个药对你很有效果的。""那我现在很疼怎么办？""你放心好了，这个化疗药一起作用，你这个疼痛很快就会好了。"一瞬间，那种"我肯定能活下来"的信心又充满心间，我又有了要战斗的昂扬斗志。

后来我靠着这个方案，平稳度过两年多的时光。化疗的间隙我还出去做点工作，在亲朋好友的帮助下攒点小钱独自旅行了一把。着实要感谢医生护士们的好言相劝、仁心仁术。后来护士长用她那特有的"讥笑"中掺杂着十足的爱的调调说,她也没有想到我像只王八一样一口气憋了这么久!

所以不要一味地拒绝医生推荐的化疗方案,虽然化疗是伤敌一千自损八百,但它能赢得时间,也有赢得胜利的希望。就像我一个病友,她当时肝转移,连续化疗一年多,后来用赫赛汀单药维持,现在三四年过去了,情况很好,带带外甥,享受天伦之乐,和姐妹们出去旅行,日子过得羡煞旁人。而且你要相信自己,你绝对没有自己想象得那么弱不禁风,自身的修复能力、免疫系统也会和你一起并肩作战的。最重要的是,有时候不是看见了希望去坚持,而是坚持后才有希望。人生不要轻言放弃,做自己能做的努力,努力到最后一刻!

抗癌之路不是坦途,爱和被爱是我们最强的盾牌

古语说,人生不如意十之八九,复发转移后的抗癌人生不如意大概是十之九点五吧。

复发转移后的剧本基本上就是病情进展,然后用药、控制、耐药再进展和调整方案,重复循环,而目前主流的治疗方式就是化疗,全身性的治疗。

化疗是有副作用的,比如当年打多西他赛的时候,3天吃60粒地塞米松,这个真是堪称养猪界的"长得壮",能让我一个疗程胖两斤,15个

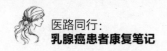
疗程胖了 40 斤。而且多西他赛加地塞米松还让人在化疗后的一个星期中腿脚无力，行走如踩棉花，吃东西味同嚼蜡。我因此开辟了一个人生的新菜谱——"酸菜鱼"，又酸又辣是唯一能让当时的舌头尝到食物滋味、让我感觉到人间烟火气息的方法了。

比如打吉西他滨加卡铂的时候，因为呕吐很剧烈，医生加了止吐药。嗯，听起来止吐很厉害。实际止吐是抑制肠道蠕动减少反胃的感觉，同时也会让人在输注药水后的三四天内总有股恶心感，想吐吐不出，想吃吃不下。而且肠道减少蠕动时，会导致严重便秘。便秘严重到什么程度呢？只想说此生不想再有。以至于后面我觉得能扛过去的情况下我都不愿用止吐药。

吉西他滨加卡铂还有个严重的不良反应就是重度血象抑制。像六七年间化疗只打过一次升白针的我，第一轮的联合化疗就被打趴下了：血小板低到 35×10^9，白细胞 1.0×10^9，中性粒细胞 0.8×10^9。我连打了 8 天的升白针、升血小板的针，打得胳膊都不认识我了，久久不能忘记那种破皮的刺痛，现在看见针头我仍会瑟瑟发抖。更关键的是，白细胞和血小板的低下，让我除了去医院外，其他时间只能躲在家里，完全收住了那颗放荡不羁爱自由的心，因为在外面受伤破口或者内出血都是一件要命的事情。血小板和白细胞水平低，还会让我昏天黑地、没日没夜地睡。即使如此，人总还是很疲倦的样子，眼里充满血丝，一种走近"腐朽"的感觉总是挥之不去。这个联合方案还有个不良反应就是"奇痒无比"，半夜会痒醒那种崩溃感暂且不说，出门在外一旦发作，会让你顾不上大庭广众，只想把衣服脱了挠痒痒。

比如吃依维莫司，口腔溃疡真是让人难以忍受。我觉得口腔壁上的溃疡比舌头上的溃疡能好受些，舌头溃疡的时候一动就痛不欲生，睡觉的时候我总是把舌头蜷缩在口腔之中，确保悬空，位置不偏不倚，以防碰到。想想真是高难度的动作，平时可能都做不到，更别说保持一晚之久了。不过人会本能地趋利避害，一旦到了那个时候，身体就自动调整到某个状态，让你能舒服一些。即便如此小心翼翼，我仍会经常半夜疼醒……

再如打紫杉醇化疗的时候，通常要注射异丙嗪来抗过敏。每次注射完异丙嗪，我绝对是20秒后秒睡，一直睡到化疗结束还会请求护士让我在椅子上再睡会儿，然后眯着眼睛，靠"强大毅力"驱动两条腿，机械般地走到地铁站搭车回家再睡。

不得不承认，不良反应真的会影响部分生活，影响心情。但好在化疗不良反应大都可逆，基本上不良反应过后就又恢复如初了。医生也会根据不良反应的大小给予必要的干预，经历过的病友前辈们也会给出很多已经亲身试验过的好建议。总的来说，这些小问题还是可以克服、承受的。

肉体上的疼痛和折磨相信很多人都能扛过去，精神上的打击却是最让人难以承受的。

我年轻得病，在心智和修为上并没有什么准备，凭着一股执拗坚强度过了生死攸关的时刻后，我并没有睿智地看破生死世事，还是过着普通人的生活，渴望体面地活着，渴望甩开膀子专心干活，渴望被认可……但当我挣扎着从死亡线上下来时，发现治病成了生活的全部，我需要亲朋好友的照顾、接济，几乎成了社会上最弱势的那一群人中的一个。

多次化疗，容颜、身形俱改，曾经的衣服装不下体重暴涨30多斤的身体，紧绷的衣服总让你时不时有种"衣不蔽体"的局促感；曾经标准、小巧的长瓜子脸（非西瓜子）变成了大圆脸，还顶着乱糟糟的假发暴走在人群中，在如花般的年龄被人叫成"奶奶"我竟无力反驳——形象确实如此！

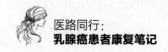
想通过跑步瘦身健体，一个月后发现病情进展，大腿股骨病灶因此增大。骨科医生一度建议为防止骨折，用钢钉卯上。于是乎，跑步就被暂时列在禁令之中。换成游泳后，依然没躲过病情进展带来的坏消息，胸壁上的肿块因病情进展溃破，勉强游了一个半月只好上岸另寻锻炼之法了。

随着年龄的增长，昔日的同学、朋友早已结婚生子、事业有成，自己除了病龄越来越长，不能像工龄一样换钱，还烧钱外，感觉一无所有。尤其在化疗和骨转移腿痛双重因素之下，身体虚弱到夜晚躺在床上，白天躺在沙发上，天空变成了一窗之大。

所有的心情跟着各种检查结果起起伏伏，报告上哪怕出现一个新的描述词我也要去医生那儿刨根问底。

我好似整个人被困在了这具皮囊之中，什么人生的三年五年计划，我统统没有资格去安排，因为我连一个月内的化疗时间都无法准确定下来（受血象影响）。那些曾经豪情万丈的为人类、为社会、为亲人朋友做贡献的理想，貌似一个笑话。这种心理的落差、骨感现实与丰满理想的冲撞，常常让我沮丧、忧郁、迷茫，无法不怀疑自己坚持的意义。

或许以上的情绪我可以通过大吃一两顿调整一下，但你以为你要死了，而且还不止一次面对的感觉更可怕。这就像头顶一直悬着一把达摩克利斯之剑，不知何时会掉下来——那是一种掺杂着深入骨髓的恐惧、压抑、矛盾、无力以及希望而又有绝望的感觉，像一只幽灵的手，只在黑暗里偷袭你，在你刚刚安心、刚刚稳定的时候偷袭你，日复一日折磨着你时刻想要爆发的心，在孤独的深夜里啃噬你，如催泪弹一样让你蒙着被子泪流满面，又无处诉说。有时候真想大声仰问苍天：到底要不要让我死？！痛快点行不？

对此我想要一醉方休，可笑的是我有肝转移，医生再三叮嘱不能喝酒以免加重肝脏负担。很多个深夜我在崩溃中想着放弃，想过多种自我了断的方法。

我反反复复地想了很多遍，始终没有勇气迈出这一步。我问自己，是害怕死亡那一瞬间的痛苦吗？我很肯定自己就是贪生怕死之辈！或许这就是驱动我即使在黯淡无光、几近绝望的日子里坚守不放弃的最原始动力。除此以外，多年来支撑我一边崩溃一边自愈的还有几个原因。

1. 一份责任

我出生在一个农村家庭，已经有 4 个孩子的父母亲对于我的到来并没有丝毫嫌弃，一如迎接前 4 个孩子一样欣喜若狂。在 20 世纪七八十年代的偏远农村养活孩子还是很困难的，更何况家里还遭遇过重大的变故。父母亲没有别的本事，只是勤勤恳恳地在地里日复一日地劳作。劳作得来很有限，喂饱正在成长的五张口显然很难，他们唯有从自己的嘴里节省出粮食来喂养我们兄弟姐妹。风里雨里都把我们带在身边，做了世上最好的亲子教育，言传身教教会我们孝顺、爱和做人。在同村、同乡镇的许多孩子们背上行囊远出务工，帮助家里分担经济困难时，我的父母亲却坚持让我们坐在教室里接受教育，举债让我们上学。老爸说，他信当年邓小平说的"科技兴国"，也信知识改变命运。有一次癌症复发后的病情进展，我心情不佳，渐渐有失望放弃之意。60 多岁的老父亲打电话跟我说，他其实对我们没有太大的要求，只希望我们身体健康，生活过得去就行。这是我长这么大，第三次听见父亲哭，第一次是他的一个孩子变成了重症残疾人，第二次是爷爷过世……

记得当年两个姐姐读完书出去务工，为了省下车费给家里弟弟妹妹

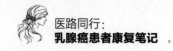

们用作学费，过年仍留在厂里。在我们吃年夜饭的时候，妈妈一个人在房间里酸楚地抹着眼泪！作为一位母亲，她希望日子再难，逢年过节一家人总是要齐齐整整地团聚在一起。我理解这一份母亲的心，所以无论我的病情如何，生活是否顺心，我都坚持每年回去陪父母过年。回去的日子我很少外出，在家打扫卫生，贴贴春联。父母亲也一如既往，热火朝天地张罗着一家人过年的饭食，正月里来客的瓜子、花生、糖果和回礼；认真挑选着祭祀祖宗们的牲祭。祭祀祖宗的时候他们会闭紧双目，口中念念有词，求神求菩萨保佑孩子们身体健康，尤其是他们的小女儿。

对于我来说，我没有结婚生子，父母就是我最亲的人。我无法想象没有我的那个年，父母该如何过，兄弟姐妹们该用什么样的言语安慰老父老母。而我此时无法尽作为子女的赡养之责，断不能再要他们承受白发人送黑发人的殇了。

2. 一份家人的爱

我和前面的哥哥姐姐们岁数相差有点大。我出生的时候，他们已经开始上学了；我懵懂有记忆的时候，他们已经离家住校了……我和他们一起生活的时间不长，最大的交集就是我工作后与大姐一起生活的大半年；生病后来上海与二哥一起生活的 8 年。然而血浓于水，与生俱来的亲情，让他们即使成年，大家再无为彼此人生负责的义务之时，毅然决然扛起了照顾我和资助我的重任。8 年来，他们无怨无悔为我挣医药费和生活费。他们自己节衣缩食，却总是叮嘱我在外就医时要吃好、睡好。用我二哥的话来说就是："不就是多了××块钱嘛，一定要给我吃好喽！"他们照顾我的情绪，就连十来岁的外甥都说："我懒得去做，可是我不想惹你生气。"

他们不拿我当患者，鼓励我适当做事，培养自己的爱好，探讨工作，因为他们深知"被需要感和价值感"是我渴望得到的。

3. 一份医护团队的爱护

8年来，来来回回地穿梭在医院的楼上楼下，也幸运得到很多医护工作者的用心照顾。他们会在我担忧、害怕的时候轻轻拍我的肩膀，会坚持一周3次在工作之余帮我查看伤口、清创，会在我拿到不好的报告结果快要崩溃的时候站在电梯口等我，握住我的双手；会挤出时间帮我解释疑惑；会在我走进医院的时候给我最热情的招呼；会贴心地帮我把针打在合适的地方，以便我一边打针一边吃饭。护士长说她只想我好好活着，被世界温柔以待！

4. 一份朋友们的期盼

生病之初，机缘巧合我认识了专注乳腺癌患者心理关怀的"上海粉红天使"公益机构，从此这里便成了我的"娘家"。他们以爱之名，建造了一个"粉红之家"，让同患乳腺癌的姐妹们在这个大家庭里用一句"嗨，我也是乳腺癌患者"相识，以互通信息相知，在分享和探讨人生里相爱。我们彼此陪伴，用生命影响生命。粉红天使和病友们一直在我身边，在我缺医少药的时候帮助找药，下雨送仪器，穿越整个上海为我送升白细胞的"五红汤"；做我最好的倾听者，听我絮絮叨叨那些陈芝麻烂谷子的事情，在眼泪中修复伤口；如家人般在我无助的时候给我拥抱和力量，如一盏明

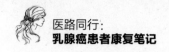
灯，给我指引方向。给我安慰，给我包容，给我善良，更教会我"慷慨"不一定是捐赠金钱，还有爱和陪伴。他们就像一捧花，美丽了自己，也美丽了我的世界。他们说："你活着也是我们的希望！"

5. 一份对世界深深的眷念

我怕死前的痛苦，还害怕缺席所有亲朋好友以后的生活。所以我贪恋在我帮忙修好灯泡后老父亲露出的微笑；贪恋母亲因为有我做伴而幸福的脸；贪恋和兄弟姐妹们逢年过节与父母围坐火炉边念叨各种琐事的温馨；贪恋我的侄儿、外甥们牙牙学语、嬉戏打闹，那充满人间烟火的气息；贪念不奔波在医院路上，没有疼痛的间隙；贪念一个人时的安静，看一本好书，喝一杯好茶的岁月静好；贪恋化疗反应过后一个人凭着两条腿的撒欢，用脚步丈量这个城市抑或这个国家时的走走停停；贪恋和朋友们的开怀大笑；贪恋有人指着我对别的病友说"看，她转移×××年了，现在还没有挂"的满足；贪恋为别人指路，在路上帮别人推一把车的愉悦……

所以，活着、努力地活着是我唯一能为老父老母做的；陪伴、长久的陪伴是我对兄弟姐妹的回报；传递，把医护人员、朋友们的爱传递给更多的朋友、病友是我对他们关爱的回赠。我想，在这场没有硝烟的抗癌战争里，求生是一种本能，在这条荆棘丛生的路上，爱和被爱才是让我们顽强抗争的盔甲和赢得胜利的后盾。

八年小结

在一个惬意的秋日午后，我坐在阳台上，阳光洒在身上，暖融融的。院子里大树上的树叶在斜阳里黄得通透，叫人痴醉。我眯着眼，到底有多久没有感受到这样的岁月静好了？一直以来，我总是很焦虑，我总想治愈它，把癌细胞杀得片甲不留，事实上当今的医疗科技不足以做到。我就参看各种医疗咨询，一有空隙就看，没有医学背景的我自是很多都看不懂，只能勤奋地查阅各种资料，搜集各类信息。

虽说人都是向死而生的，但我依然害怕几乎看得见的死亡，害怕方案失效，总想未雨绸缪早做准备。

可徒劳的焦虑和恐惧除了让人寝食不安并不能改变什么。焦虑和恐惧是没有止境的，今天渡过了这个难关，明天又会有新的担忧。其实在医疗科技还没达到那个高度之前，控制、保证生活品质以及与癌和平共处未尝不是一个好办法。用我病友的话来说：稳定压倒一切！所以想要有品质的生活，我们就要学会从容和睿智。

治疗这些专业的事交给专业的医生去处理吧，我们只须保重身体。就像主治医生教我的一样，不要在有药可用时，却因身体受不了而留下遗憾。

治疗的过程中，要有逢山开路遇水搭桥的勇气。我曾经担心现有的方案用完后，就剩那些未进入中国的药物。谁曾想，国内一下子引进了好几种药，又多了几分希望。所以日新月异的医疗科技、国家快速的医药引进以及时间会克服曾经被认为无法逾越的障碍。

学会"不念过去，不惧未来，活在当下"，和过去的自己和解，和曾经的伤害和解，好好享受和珍惜今天拥有的时光、亲情、爱情和友情。开

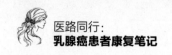

开开心心，和家人一起奔向未来。不要在未来某天结束的时候后悔，把辛辛苦苦努力争取来的好日子全都消磨在对未知的恐惧之中、生活的一地鸡毛之中。

现在的我还在做治疗，身体时不时有这样那样的小痛，有点小烦人，但已然没有曾经的杯弓蛇影、草木皆兵了。有位神经科专家看了我的头部磁共振检查结果，当看到颅骨上很多病灶，他直呼我很是幸运，居然还活着！这么一比较，小病小痛就显得微不足道了（如果有疼痛还是要报告给自己的医生）。

目前的我在化疗之余会做点工作，当我把重心和焦点聚在工作之上时，发现治疗终于不再是我的全部生活，我也不再像"专职治疗"时那样焦虑。相反，在工作中我找到了乐趣，摆脱了被社会孤立的感觉了；食欲也因为耗费体力和脑力而大增，生活变得规律、充实。所以我相信，适当的工作有助于心情愉悦和病情恢复。当然，对于癌症病友来说找到一份工作真的很不容易，就盼着社会能给予癌症人士更多的尊重、包容和理解吧。

时间飞快，曾经以为活不过 5 年，却也走在第 8 年的路上，马上迎来第 9 年了。此时此刻，我只希望在世上的日子能好好陪伴老父老母，安安心心地做点工作，有机会背包出去看看不同的风景，不忙的时候和朋友们聚一聚，常怀一颗感恩的心；同时也做好最坏的打算，怀揣最美好的愿望等待新药物、新治疗方案，等待癌症被攻克的那一天。

人生路上，风雨会有时，道路崎岖会有时，乘风破浪也会有时。而人生最曼妙、最动人之处我想还是那风风雨雨、鲜花彩虹交织着爱情、友情和亲情的平常人家生活吧。人生如此美丽，让我们保持呼吸，亲自作这幅人生之画，谱写自己的《命运交响曲》！

（本文作者：春见）

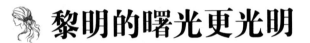 黎明的曙光更光明

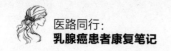
病程记录——发病的原因与前兆

经常会有这种报道，地震之前在什么位置曾经出现疑云，惊慌的鸟兽与搬家的虫蚁，随着科学的进步，这些现象已经能被合理地分析与解释。而癌症的发生是不是也有预兆呢？它又偏爱什么人群呢？我想用自己的经历去分析一下，希望能给他人一些警示。

2016年9月初的一天，当时我正值生理期，晚上躺在床上和爱人聊天，我说："你可别气我，女人'来事儿'的时候不能生气，会影响子宫和乳房。"我用手在这两个部位各拍了一下，突然发现左乳外象限的位置有一个黄豆大的东西。让爱人摸了一下，他也说确实有。我在经期结束后去医院检查，因为那年3月的时候刚做过检查，我觉得也就是个结节之类的东西，没有太在意。

现在就着重说一下，我3月为什么要去体检。公司体检每年一次，时间是每年8月，距上次体检也就半年时间，那天也是经期，我坐在沙发上，孩子从旁边冲了过来正好撞到了我乳房的那个位置，当时我觉得十分疼痛，感觉不对劲儿，就去了医院。我是一个特别注重养生和健康的人，也知道去医院检查，但是由于相关知识匮乏导致我在治病道路上走了一些弯路。首先从我的家庭说起吧，家里几代人，别说有癌症患者，就连得心脏病、糖尿病的都没有，从来没有听到过这种信息，一点儿经验都没有；其次就是我选择的医院，我觉得去医院都是用仪器检查，上哪儿都一样。由于对乳腺疾病一点都不了解，就没有选择当地最权威的医院。当时医生只开了B超检查，而我根本不知道还有钼靶检查这个项目。3月的时候并没有肿块儿，医生摸了摸说就是乳腺增生，给我开了些药，这件事就这样过去了。乳房疼的地方过几天也不疼了，我也没当回事儿。虽然半年后我发现的时候也是早期，但我知道如果在 3 月的时候就做了钼靶检查的话，结局肯定大不一样。

3 月的时候警示信号已经发出了，而我还在养生路上奔波。女人一旦过了 30 岁就特别害怕岁月的痕迹，而我也不能免俗，早早加入了养生行列。没病之前大概一个月做两次背部按摩，按摩馆用的精油我是万万不会用的，每次都是自带的新西兰著名品牌精油；朋友从新西兰带回的鱼胶也是我长期食用的食品，大约一周炖一次汤，或者做成花胶奶冻，避开经期，大约每天 5 克的量吧，燕窝是每天 3 克左右的量，和鱼胶交替食用。怎么说呢？我并不认为保养不对，但是如果身体已经有了状况，食用这些无疑是雪上加霜。3 月检查时没有的肿块，到 9 月初检查已经是 0.5 厘米 ×0.8 厘米大小了，也不知道是不是这些营养品帮助它们生长得如此迅速。

吃营养品这些都是外因，并不是所有热衷保养的人都会得乳腺癌，那么什么是内因呢？也就是大家所说的癌症性格，在我身上的体现就是老好人和不服输的性格。什么是老好人的性格呢？这么说吧，工作至今，没和任何一个人红过脸，同事喜欢领导爱，领导让我周三之前出的报表我周一就能保质保量弄完。我是做财务工作的，很多时候需要和同事协作，哪个同事过来请教或是寻求帮助，我都会花时间帮他们找出问题，大家都很喜欢我。我的性格温顺，不争不抢，在工作上是任劳任怨的。这能让我联想到《武林外传》里祝无双的经典话语："放着，我来！"因为集团很大，工作很繁忙，每天都是很疲惫的，但是我从来没有把工作的事情带回家庭，回家又是另外一个角色了。我是一个规划性特别强的人，找什么样的爱人，多少岁之前结婚，什么时候要孩子，过什么样的生活，这些都是可以规划的。由于自己家庭条件还算可以，我找爱人的标准并不是房子多大、车多贵，标准只有两点：第一，有责任感；第二，有上进心。在这个纷繁复杂

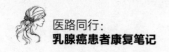

的社会，我庆幸自己的坚持，治疗至今我爱人确实也没有辜负我当初的托付。作为一个职业女性，虽然有自己的职业梦想，但作为妻子我也有我的规划，一个家庭要和谐，实现梦想必须分主次、分先后。所以我的"一五计划"是把我爱人推到他应有的位置，并在这个位置配合他。家里大事小情、年节礼物什么的，都不用他操心。这几年，我在工作上稳扎稳打，业余时间报了各种课外班，包括日式料理、烘焙、手工包的初步裁剪与制作和化妆等，都是能提升我们家庭生活质量和生活品质的各种课程。在家庭、工作之间来回切换，我乐此不疲，在老公面前我是善良、懂事的妻子，在孩子面前我是温柔、美丽的妈妈，在同事面前也是无所不能的存在。很多人都羡慕我能把所有事情处理得那么完美，我也不觉得累，而且很有成就感。一切都按照我的规划进行着，也进行得十分顺利，未来可期。现在回想起来那时真的不累吗？当你想每件事情都能处理完美、面面俱到的时候，你给自己的心理压力应该已经很大了，就这样很少感冒发烧的我，在我的追求完美中生病了。

病程记录——确诊及心理建设

之前说过知识匮乏的事情，虽然是早期但没有在身体给出警示的情况下更早地发现问题，可有病就去检查，不拖拉，还是让我比其他人更早发现病症。回想确诊的过程，我也是属于拿了一手好牌结果打得很烂的那种人，当时找了一家医院，做了 B 超检查，拿报告给医生看，医生说这个东西大概是个脂肪瘤，早晚要拿掉，让我请假安排手术。由于没有经验，我打电话告诉妈妈这件事情。妈妈的朋友介绍了一位主刀医生。因为是信任的人，他一看检查结果也说就是个脂肪瘤，于是就有了第一次的门诊手术，那时候这两个医生都没有要来详细检查，也没有提到做钼靶检查，更没有跟我说过如果乳房上长东西了，会有乳腺癌的可能。而我那时候确实也不了解乳腺疾病的相关知识，导致了我在治疗的过程中走了这次弯路，后来做了二次手术。救我一命的是第一次手术时选择了做病理，一周多之后由于我工作繁忙，病理报告是妈妈去取的。

取病理报告的那天算是我到目前为止人生当中最感灰暗的一天，这个挫折也造就了一个崭新的我，并且帮助我实现了快速成长。我经历了所有乳腺癌患者都会有的经历，从流泪、怀疑、无所适从，到冷静、从容。从那天下午3点多知道切下的肿块是恶性的，到当晚12点，那几个小时我做了一个重要的决定，就是在本地进一步检查。到这里可能有人会不理解，人们治病，都想找最好的医院、最好的医生，也有很多病友认为生病了一定要去大医院，去北上广、去天津，但是我的第一次机会就这样被浪费了。因为第一次手术做得十分仓促，术前除了一个B超以外没有做过任何检查，根本不知道除了这个肿块之外我身体中还有什么定时炸弹，所以我决定暂时在本地找权威医院，重新检查一次，再决定去哪里治疗。因为去北上广一定会涉及排期，但是在已经动了一刀的情况下抢时间无疑是救命。几经辗转，我找了本地最权威的医院、最权威的专家，经过一系列术前检查，确定身体没有其他的症状，就决定在本地接受手术。做这个决定原因有三，第一，也是最主要的原因，比较早期时家人去北京咨询了两个医院的专家，化疗方案都是国际标准的，各地差别不大；第二，就是已经动了一次手术，最好不要再去排期、去拖延，最好尽早开始治疗；第三，

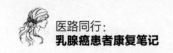

就是现实问题，孩子当时上幼儿园，我妈妈平时接送，如果爱人陪我出门治疗，一个是耽误上班，再就是我也不放心妈妈和孩子俩人在家。外出治疗最不可控的一点就是请假时间不好把握，癌症是耗钱耗时的病，不会马上结束生命，却能使腰包很快见底，我们都不是自由职业者，一个人已经不能上班了，最好要保证另外一个人能正常工作。全家人意见一致，我就这样走上了癌症治疗之路。

　　术前检查、手术、做病理，都有序地进行着，最后的决定是保乳，腋下淋巴结清扫Ⅰ组。直到拿方案的时候我的心态都极其平和。大病理出来之后医生与我约谈方案，医生说："三阴，ki67 30%，低分化，预后不好，1～3年最危险，第一年是关键，5年之后才算稳定，但一辈子都是患者，与癌脱不了关系。"我听完真的吓坏了，眼泪止不住地流了下来。当时我不知道化疗是什么，只记得化疗需要半年，放疗还要一个多月，加起来8个月的时间都在遭罪，结果也不一定能熬过一年。我当时有点崩溃，也有放弃治疗的念头，过了几天以泪洗面的日子，觉得世界暗无天日，生活毫无色彩。使我振作起来的是我的孩子，孩子真的是天使，是上天派来拯救我们的，她可能感受到了家里的低气压，放学后过来抱着我说："妈妈，我想你的病快点儿好！"我当时心都碎了，看到了孩子眼里的渴望，看着日渐憔悴的妈妈、面色凝重的爱人，每个人都因为我的消极而失去笑容，我决定要振作起来，有我才有家，从那以后我就再也没有消极过。

　　化疗是什么？放疗是什么？我当时并没有想得有多可怕。到了这里又可以归功于我可怕的理智了，在我的字典里，这两个词只是两种治疗手段，是让我能远离死亡之神的最常规的治疗方式。而这两种常常被人们妖魔化的治疗方式，往往能给我们一线生机。化疗有多难？最难过的时候吐得连口水都喝不下，止吐药吃下去之后那种上不来下不去的感觉还不如吐出来舒服，而打完升白针之后，前几次疼痛的感觉像 24 小时都在生孩子，咬着牙吃着东西，眼泪都流到了碗里，自己给自己打气，给自己心理暗示：吃了白细胞才会生长，抵抗力才能提高。

1-2-3 法则在化疗期间的应用

好多人都想知道怎样扛过化疗，除了常规的"熬"之外，我的经验是制定目标。这无关用了哪种化疗方案，只是告诉我们需要怎样坚持。而怎样制定目标？我自创了一个"1-2-3 法则"，其实就是所谓的"越简单 - 越高效 - 越快乐"。口诀是，凡事有个 1、2、3，处理问题变简单；如果事情没完成，请你再来 1、2、3。解决任何问题的前提是你愿意解决，想改善，把它写下来，写对策，都能成功。以化疗为例，想要顺利完成化疗只要保证达成两项指标即可：

第一，转氨酶正常；

第二，白细胞满足化疗需求。

其他的事情靠后排，什么孩子升学买哪个学区、二大爷家里孩子结婚等，和你已经没有任何关系了。特别是有肠胃反应的前期，把年拆成月、月拆成周、周拆成每天，用日历牌记录当天的血象，把关注点只集中到这两件事情上面，既有利于指标的提高又能转移化疗副作用对身心的影响。化疗是伤身体的，确实如此，是药三分毒，何况我们要坚持半年甚至更长时间，为了不影响这个进程，保证这两项指标正常是我们的终极任务。而

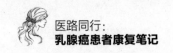
我把转氨酶正常放在第一位是因为如果白细胞不够的话可以打升白针，而转氨酶太高的话就要影响化疗进程了。肝是身体的排毒器官，那么长时间的药物积累本身对肝就有影响，如果作息、饮食不当的话就很容易影响我们的肝功能。

怎样护肝？我总结了几点小建议。

第一，合理饮食，核心就是荤素搭配，结构合理。很多人为了升白细胞都喜欢喝汤，牛尾汤、排骨汤和鸡汤等，但是一喝汤转氨酶就容易升高，不是说不能喝汤，关键是去掉汤里的油脂。在这里分享大家一个喝汤撇油技巧，当汤熬好后不能马上食用，要等汤凉透了，移入冰箱冷藏，再把上面凝结的白油去掉，就可以食用了。在这里还要提醒大家一点，不是所有的油脂都看得见，比如干果的油脂含量也不低，不能随心所欲无节制摄入。

第二，适量运动，核心就是听身体的安排，不过度消耗自己。经常有姐妹们咨询："我化疗时应该进行怎样的锻炼？""我刚康复能不能远途旅行？"我的回答是"问自己的身体"。每个人的身体状况都不一样，就像化疗的时候，有的人不用打升白针，而有的人却离不开升白针，不能一概而论。适合他人的不一定适合自己，而我们就问问自己的身体。想进行什么锻炼，在身体适宜的情况下进行，不仅能增强体质而且能愉悦身心。至于什么时期可以进行远途旅行那也要问问身体的意思，需要选个恰当的时机。我是一个谨慎的乐观主义者，虽然经历了这场重病，但是我仍然觉得生活充满了阳光和希望，这场病只会让我对现在的一切更为珍惜。在化疗和康复初期我选择的运动是走路和做家务。我总结的走路经验就是，在身体允许的情况下，先以5000步为起点，第二天早晨起床看看觉不觉得劳累，然后次日适当加减步数，找到适合自己身体状况的步数。在做家务方面，做饭、收拾家都是可以的。在你身体允许的情况下，适当地融入家庭生活琐事当中，会分散你的注意力，使家庭生活更和谐。有时候看家人其乐融融地在餐桌上吃你准备的饭菜，你可能会觉得这场疾病从未来过。很多人在化疗期间或是康复初期都坚持旅行，也有好多人会在媒体的采访视频中说："拔了针管就出去玩儿，根本没把自己当患者。"我每每看到这种报道真的感觉十分痛心。很多时候装作没发生并不代表不存在，而病了就是病了，只有接受了现实，才能更好地康复。我觉得化疗和康复初期我们需要做到的就是积累和修复，好多患者得病之后的想法都是"世界那么大，我想去看看"，怕亏待了自己，白白来世上一场。其实大部分人都想多了，乳腺癌在癌症当中算是相当温和的存在了，这场疾病只是给我们的人生按了暂停键，而不是终止键。它让你好好审视过往，善待自己，而不是催你过度消耗，劳累自己。其实，余生很长，有时候适时休养是为了走得更远，而过度的消耗很可能欲速则不达。

第三，充足的睡眠。这点看起来最容易，其实最难。当手机成为人们的主要交流工具之后，我们可以在上面找到任何需要的信息，由于它又小又方便携带，常常让人爱不释手。为了保证我们的睡眠，建议设置自动关机时间，过了这个时间自动关机，强制入睡。让家人也参与进来监督，为了我们的健康共同努力。

和谐的夫妻关系对治疗起到事半功倍的效果

以上是这个法则在化疗当中的应用，其实 1-2-3 法则适用于我们遇到的所有困难，不仅仅适用于制定目标，还能帮助我们走出其他的困境。比

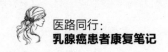
如"夫妻关系""亲子关系""工作关系"等，解决任何问题的前提都是你愿意解决，想改善，那样才会成功。你可以把你的困境和愿望写下来。

比如"怎样经营夫妻关系？"作为女人，你应该做到哪些？

拿我自己举个例子，我希望我能做到以下 3 点。

1. 保持自己的性吸引力

我为什么要把经营夫妻关系单独拿出来，虽然我是想来分享治疗和康复经验的，但是我认为牢固的婚姻关系对我的康复是大有裨益的。一个人度过一段治疗时期叫"熬"，而两个人一起度过一段治疗时期叫"扛"，很多时候再坚强的心都不如一个宽厚的肩膀，而再强势的女人都希望余生能有温暖相伴。只是有时事与愿违，有时将心错付。我为什么要把保持自己的性吸引力放在首位？因为男人是视觉动物，他们对女人的第一印象，永远是容貌，要他们透过邋遢的外表去看到你有趣的灵魂，还是那句玩笑话："别闹啦！"所以无论我们遇到什么困境，保持优雅、美丽的外表还是必要的。好多人化疗期间都疏于打扮，有人可能觉得没必要，有人可能觉得没心情，但我认为化疗期间好好打扮自己，能给自己增加治疗和面对生活的信心，从而达到巩固治疗效果的目的，而且整理外表的同时，也可以让家人看起来舒心，从而使家庭氛围更和谐。

2. 沟通是感情和谐的桥梁

自从手机变成了我们时刻都离不开的联络工具之后，你有多久没和你的爱人深入地沟通了？沟通分很多种，可能是表达你的不满，可能是说出你的赞美，也可能是你们对未来的规划，但这个沟通一定要是有效的。怎样才算有效？就是你们彼此表达了观点之后，能认同对方，并且愿意为了改善这段关系进行努力或是对未来有双方各自观点的参与，而不是一个歇斯底里，一个闭口不言。表达的观点不苛求统一，可以在双方能接受的范围之内做出一定的让步，让两个并不完美的人一起蜕变、成熟。

3. 信任是感情深厚的基础

化疗期间上映了一部电视剧叫《我的前半生》，剧情在这里就不详细说了。从那部电视剧当中，我总结出了一个微妙的信任度关系。每个人都是一个个体，当你全心全意地付出真心去信任一个人的时候，你要把握什么标准，既能让你们的感情更深厚，又不能让你的真心错付？信任但不能盲目信任，得有个具体的标准。从这部剧中四个主角的情感关系，我总结了一个信任概率，唐晶不相信贺涵和薇薇安没有染，贺涵不相信唐晶会爱他胜于工作，陈俊生不相信罗子君能胜任工作，罗子君不相信陈俊生没有小三（事实证明她是对的）。这四人当中的信任问题可以统计出一个信任概率就是75%，就是说信任但不能盲目信任，把握这个度是个微妙的课题。一味地疑神疑鬼，比如对于对方加班、应酬，通通怀疑，会使男人厌烦，更容易把他推到小三身边；而不论什么都通通相信，也是很愚蠢的，到时会输得更惨。男人就像风筝，女人负责拉线，时不时地往回拉一下，既能增进感情，也能飞得更远。

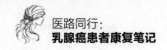
放化疗的其他经验

怎样提升白细胞水平？

我用了好多种方法，有病友们提供的天津市肿瘤医院张教授的升白方子，吃过牛尾汤、茧蛹，等等。只要是听说能升白的食疗方子大体都试过，可惜收效甚微，这里就不给大家分享了。但是我给大家分享一个我打升白针的体会吧。化疗是一个伤敌一千自损八百的疗法，会使我们身体里的白细胞水平急速下降，所谓的升白针就是刺激骨髓，让它快速制造成熟的白细胞以供军需。打个比方就是让小孩去参军，快速培训后即可上岗。听起来就很可怕吧，这也是我当初为什么惧怕升白针的原因。由于我食补升白效果不明显，在化疗期间打的短效升白针加起来也有七八十针了，当时十分恐惧也很无能为力，心想这么大的亏空，这身体以后可怎么调理呢？如果遇到这种情况，我的经验是顺其自然，不用怕，慢慢恢复即可。不要劳累，慢慢积累，我现在康复 3 年了，平时每天最少一节瑜伽课，走路日均 6000 步左右，如果赶上旅行，每日 20000 步左右能坚持一周。坚持适量运动比起天天坐办公室，身体不要轻快太多哦！如果打升白针且没有重度骨髓抑制的姐妹，不要惧怕它，合理看待它，不能谈"白"色变，不要有心理压力，升白针没有那么可怕的。

化疗当中的经验大体就是这些，由于我是保乳手术，还要接受放疗，好多治疗初期的病友都在纠结是否保乳，也有人说放疗过后的乳房很硬，没有必要了，我来说说放疗之后的乳房到底是什么样子的吧。首先，乳房经过射线的照射，会灼伤皮肤表面，照射部位会变色，因人而异可能会有不同程度的皮肤损伤，如果是破皮损伤，它的恢复周期大体是半个月或是 20 天，破损之处就会结痂、脱落。放疗之后皮肤的颜色会随着时间的增长而逐渐变淡，大约一年到一年半以后会恢复成和对侧同样颜色；在第一年乳房会有轻微温热感，感觉比对侧乳房温度稍高些，后来就会消失；手感和之前没有变化，乳头在手的触摸下会变硬、变敏感，这些功能都没有消失，但没有哺乳和出汗功能。这些是我能感知的外观变化。对于是否应该选择保乳，这个应该尊重患者自己的选择。并不是每个人都有保乳的机会，首先，肿块必须是单发的；其次，肿块最好小于 2cm；第三，肿块远离乳头。我当初为什么选择保乳，首先我满足以上所有条件，再者我当年 35 岁，乳房是女性的第二性特征，感觉失去乳房对自己以后的生活和心理可能造成不便，再者就是相信现在的科学统计，既然医生说保乳加放疗可以等同全切的效果，我就认为一定能达到。我们不是医生，再多的疑虑也不能自己治病，假手于人的事情，除了信任，也别无他法了。保乳就要选择放疗，放疗对心肺功能会产生一定损伤，这些都是我们要权衡的，要根据我们自身健康条件去决定，不管做了什么决定，都是不可逆的，所以需要对自己的选择负责任。开心就好，不后悔就好，选择没有对错，只有是否适合。

康复期运动的选择

我当初化疗期间的输液方式选择的是在皮下植入输液港，在化疗后也没有把它拿掉，因为理论上输液港是可以佩戴终生的，我不马上摘掉的

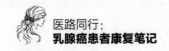

第二个原因，就是三阴、KI67 稍高和年轻等几个因素，怕在短期内复发，就选择了暂时保留。经过了长时间的相处，除了右手不能提重物，它对我的生活和睡眠并没有造成什么影响，但是始终是异物，我在康复后的第二年大复查结束时，选择了手术摘掉。取港比安港要简单很多，大约 20 分钟之内就会结束，用了大约半年的时间做恢复后，我开始选择适合自己的运动了。在患病之前我就喜欢瑜伽，但是我又担心腋下淋巴结经过了清扫之后，是否能做相关的瑜伽动作，还有就是怕抻到后造成患肢水肿。我咨询了主治医生和瑜伽老师，理论上都是可以的，要看动作是否激进，需要自己把握。到现在为止也有小半年了，好多开肩开腋下的动作我已经做得很好了，没有因为自己做过手术就动作不标准。如果有腋下清扫的小伙伴想做瑜伽的话可以给你们个参考，自己把握动作强度和力度，理论上都是可以的哦，不用担心。

知信行与正念给你良好心态

很多人问我，怎样能保持良好的心态？

我觉得需要给自己正确的心理暗示，用正念去影响我们自己。

现在流行一句话"时间能治愈一切"，但是能被时间治愈的，永远都只是皮外伤，内心的伤痛还需要我们自己去舔舐、去解决。有人在得病之后怕别人知道，觉得和别人不一样，很自卑。首先我们要知道，我们只是病了，我们并没有犯罪，你只是经历比别人多了一些。在人们的生产生活当中，往往要通过一些已经发生的事情去总结经验和教训。总结经验是积累，总结教训是避免错误，我们要自己对症下药。是什么原因导致你生的这场病？有人可能是因为劳累，有人可能是因为压抑，也有人可能是因为追求完美。每个个体的发病原因都不会完全一致，如果把大家可能的发病原因都总结在一起，在以后的生活当中注意，相信我们的复发概率会大幅下降。很多人都会总结经验和教训，也会对自己的过往产生后悔、自责或怨恨的情绪，"如果……就……"，但事情只有结果没有如果，结果是不可逆的，不用想太多，以免给自己平添压力。其实我很希望我们的教训能警醒没有得病的人群，希望她们通过我们的故事总结一些对自己有用的经验，从而避免生病，这就是中医所讲的"治未病"，也是防患未然。

那么怎样才能给自己正确的心理暗示呢？

小的时候很流行背一些名人名言，一些简短的句子就能浓缩好多人生哲理和感悟，每每拜读的时候我都会觉得很有道理，如果能和自己产生共鸣，瞬间会有醍醐灌顶的感受。在众多的大家当中我喜欢王阳明，他是明代著名的思想家、文学家、哲学家和军事家，陆王心学之集大成者，精通儒释道，与孔子、孟子和朱熹并称为孔、孟、朱、王。王阳明有很多思想精髓，我比较喜欢"知行合一"，现下流行的解释就是理论与实践相结合的问题。

比如治疗期间，很难熬，我们就要知道这是治疗的必经过程，除了你自己外谁都替代不了。我们要用积极的行动去配合治疗，比如活动身体、舒缓心情、合理饮食及充足睡眠，为化疗能顺利进行提供支撑。

比如康复期间，觉得自卑不想见人，怕回归社会之后被别人看不起，你就要知道，除了你自己之外，没有人知道你自卑，有时候笑着笑着就开

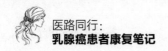
心了，装着装着就坚强了。为什么这么说呢？这就是心理暗示的重要性了。知与行要合一，中间要加个"信"字，知道这件事，相信这件事，然后就用行动去配合这件事。

对着镜子给自己个微笑，相信这个微笑能给你带来好运气，并做一些能让你保持开心与微笑的事情，你要做的只是给自己一个上扬的嘴角，生活就会好起来。如果你不肯上扬你的嘴角，这个合一就是失败的。

知道自己会幸福，相信自己会幸福，就做一些能让自己幸福和愉悦的事情，比如瑜伽、插画、茶艺或陪伴……

知道疾病会治愈，相信疾病会治愈，就做一些利于疾病恢复和治愈的事情，比如配合治疗、合理饮食和充足睡眠……

有的患者因为疾病而被抛弃，你首先要知道的是那个人的人品不好，你相信他人品不好，这个人你还想要吗？答案是你不会要。但是总是走不出来那个阴影，原因并不是有多爱对方，只是不甘心自己付出的感情没有回报，不甘心自己的青春付诸东流。但是她们都忽略了，爱他人的前提便是爱护自己，你的眼泪与寝食难安换不回那颗已经冰冷的心，只能给你的康复之路造成阻碍，所以我的"知信行"的下一步就是一脚踹掉他（知道——相信——行动）。写到这里心情除了恨铁不成钢之外还是有些心痛的，虽然现在信息传播迅速，网络异常发达，但是谈癌色变在人们的认知当中还是根深蒂固的，你说你得了癌症，在听者耳中已经自动把你和死亡画等号了。这就是为什么有的患者得病了就会被抛弃的原因。特别希望癌症的相关知识能广泛传播与普及，这样既能使人们提高警惕防患于未然，又能提升人们的认知水平，给患者多一份关爱。

很多年轻患者比较关心自己什么时候能结婚，咱们应该一步步来，先治好病，关心自己，爱护自己，提升自己，当你才情兼备的时候，你可能只会为选择A还是B而苦恼。人的一生当中没有谁会一直陪你走到最后，爱人可能看走眼，但投资自己，做最好的自己总不会出错。相信有人在等着你，你就一定能找到那个人。

患者家属与患者一样都属于被关爱人群

刚刚说了心态的事情，也说了得病不丢人的事情，现在就说说虽然你得病了，但是别人也不欠你的事情。有的患者确诊之后接受不了，在家里无故发脾气，闹大了就说对方不关心，久而久之消耗掉了仅有的感情。感情是个消耗品，一边产生一边消耗，它在你平时的一杯水、一句问候或一件衣服中，产生很容易，但消耗更快。当我们生病了，生活的重担都压在了对方的身上，他们也很无助，也很难过，他们会同时面临生存的压力和失去你的压力。如果这时候两个人感情出现了问题，之后的生活必定如履薄冰。所以学会接受这件事对我们来说十分重要，接受了才能更好地找对策，家庭关系和谐了，治疗之路才会更顺畅。一个合格的患者家属，不一定要懂多少医疗理论，但是一定要监督患者谨遵医嘱。患者有的时候被药物折磨得很痛苦，不想继续治疗了，这时候家属绝对不能心软，一定要给患者鼓励与关爱，帮助她们树立信心继续治疗。只有坚持规范治疗，才能离康复之路更近一些。如果放任她放弃治疗，这个时候你的关心与溺爱只是加快了她结束生命的速度，等到患者生命结束的时候，你再大喊"我爱你"，她是听不见的。最轰轰烈烈的爱情不是人尽皆知而是默默相伴，

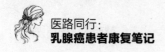

而最长久的康复不是放任自流而是谨遵医嘱。康复之路需要患者和家属的共同努力，随着医学发展水平的日新月异，只要坚持规范治疗，我们的曙光就在不远的前方！

（本文作者：小新新）